Aathira Velu
Rupandeep Kaur Samra
Nikhil Prakash Agnihotri

MATERIAIS E TÉCNICAS RECENTES EM PRÓTESE MAXILOFACIAL

Aathira Velu
Rupandeep Kaur Samra
Nikhil Prakash Agnihotri

MATERIAIS E TÉCNICAS RECENTES EM PRÓTESE MAXILOFACIAL

ScienciaScripts

Imprint

Any brand names and product names mentioned in this book are subject to trademark, brand or patent protection and are trademarks or registered trademarks of their respective holders. The use of brand names, product names, common names, trade names, product descriptions etc. even without a particular marking in this work is in no way to be construed to mean that such names may be regarded as unrestricted in respect of trademark and brand protection legislation and could thus be used by anyone.

Cover image: www.ingimage.com

This book is a translation from the original published under ISBN 978-620-8-22494-3.

Publisher:
Sciencia Scripts
is a trademark of
Dodo Books Indian Ocean Ltd. and OmniScriptum S.R.L publishing group

120 High Road, East Finchley, London, N2 9ED, United Kingdom
Str. Armeneasca 28/1, office 1, Chisinau MD-2012, Republic of Moldova, Europe
Printed at: see last page
ISBN: 978-620-3-37088-1

INTRODUÇÃO

As desfigurações maxilofaciais, quer congénitas quer adquiridas, apresentam uma aparência comprometida, tornando-os incapazes de levar uma vida normal. Estes doentes experimentam uma mudança na aceitação social que afecta grandemente a sua psique e, muitas vezes, a sua expetativa de voltar a uma vida normal cai por terra. Com os avanços da cirurgia plástica, é possível fazer correcções estéticas desses defeitos, mas, se a cirurgia for contra-indicada ou se o defeito for tão extenso que não seja possível o encerramento total ou se o doente não quiser expor-se à cirurgia, as próteses maxilofaciais parecem ser uma opção viável. Com os recentes avanços nos materiais protéticos, técnicas de coloração e mecanismos de retenção, é possível obter uma prótese semelhante à vida. O maior impacto destas próteses não é apenas na aparência, mas sobretudo na psique do doente. O principal objetivo não é apenas a reabilitação do defeito, mas também o restabelecimento da confiança e a melhoria da qualidade de vida do doente. A vantagem das próteses é que podem ser fabricadas para qualquer região da face, dos maxilares ou do crânio, independentemente da extensão do defeito. Além disso, as próteses permitem uma inspeção e monitorização regulares do local do defeito, ajudando assim a identificar precocemente quaisquer recorrências. Nos últimos anos, registaram-se avanços nos materiais e técnicas utilizados nas próteses maxilofaciais, que melhoraram ainda mais os resultados e a qualidade de vida dos pacientes.

Os materiais e técnicas recentes utilizados em próteses maxilofaciais são: A impressão tridimensional (3D), também conhecida como fabrico aditivo, revolucionou o campo das próteses maxilofaciais. Esta técnica permite o fabrico de próteses personalizadas diretamente a partir de modelos digitais, com base em dados específicos do doente obtidos através de digitalização 3D. Materiais como polímeros biocompatíveis, cerâmica e metais podem ser utilizados na impressão 3D, oferecendo maior precisão, ajuste e estética. A impressão 3D também permite a criação de estruturas internas complexas, tais como estruturas porosas para integração de tecidos, dentro do dispositivo protético.

O titânio e as suas ligas, como a (Ti-6Al-4V), que é uma liga de titânio α-β, ganharam popularidade nas próteses maxilofaciais. Estes materiais apresentam uma excelente biocompatibilidade, força e resistência à corrosão. O titânio é frequentemente utilizado em próteses implanto-suportadas, em que os implantes dentários são utilizados para fixar a prótese de forma segura no local. Os materiais à base de titânio também facilitam o processo de osseointegração, no qual o osso se funde com o implante, proporcionando estabilidade e durabilidade. Foram desenvolvidos sistemas de retenção magnética para melhorar a fixação e a estabilidade das próteses faciais. Estes sistemas consistem em ímanes incorporados na prótese e ímanes correspondentes colocados no tecido ou osso subjacente. Os ímanes criam uma ligação segura, permitindo a fácil colocação e remoção da prótese, ao mesmo tempo que proporcionam retenção e estabilidade suficientes durante as actividades diárias.

Os materiais bioactivos ganharam atenção nas próteses maxilofaciais devido à sua capacidade de promover a integração e regeneração dos tecidos. Os vidros e as cerâmicas bioactivos, como os materiais à base de fosfato de cálcio, podem ser incorporados em dispositivos protéticos para melhorar a interação entre a prótese e os tecidos circundantes, promovendo uma melhor cicatrização e integração.

Estão a ser utilizadas ferramentas de desenho digital avançadas e tecnologias de realidade virtual nas fases de planeamento e desenho de próteses maxilofaciais. Estas ferramentas permitem a modelação, visualização e simulação exactas da prótese antes do fabrico, facilitando uma melhor comunicação entre o paciente, o médico e o protésico. As simulações de realidade virtual também podem ajudar os pacientes a visualizar os resultados previstos e a tomar decisões informadas.

Estes materiais e técnicas recentes na área das próteses maxilofaciais representam avanços significativos neste domínio, proporcionando um maior conforto, estética e resultados funcionais aos doentes. Demonstram o empenho contínuo na inovação e na procura de melhores soluções para os indivíduos que necessitam de reabilitação protética maxilofacial.

HISTÓRIA DOS MATERIAIS UTILIZADOS NAS PRÓTESES MAXILOFACIAIS

As próteses maxilofaciais envolvem a utilização de materiais artificiais para restaurar ou substituir estruturas faciais em falta ou danificadas, como o maxilar, o nariz, os olhos ou as orelhas. Ao longo dos anos, têm sido utilizados vários materiais nas próteses maxilofaciais, com os avanços da tecnologia e da ciência dos materiais a conduzirem a melhores resultados e ao conforto dos doentes. Eis um breve historial dos materiais utilizados nas próteses maxilofaciais:

1. **Materiais antigos:** Nos primórdios das próteses maxilofaciais, materiais como o metal, a vulcanite (borracha endurecida) e o papel maché eram comummente utilizados. Estes materiais eram frequentemente pesados, desconfortáveis e tinham qualidades estéticas limitadas.

2. **Acrílicos:** Em meados do século XX, os materiais acrílicos ganharam popularidade nas próteses maxilofaciais. O polimetilmetacrilato (PMMA) tornou-se o material de eleição para o fabrico de próteses faciais devido à sua facilidade de utilização, boas propriedades estéticas e biocompatibilidade. O PMMA é leve, pode ser facilmente personalizado e pode ser colorido para combinar com o tom de pele do paciente.

3. **Silicones:** Na década de 1970, os elastómeros de silicone começaram a ser utilizados em próteses maxilofaciais. Os materiais de silicone proporcionavam maior flexibilidade, maior durabilidade e uma aparência mais natural em comparação com os acrílicos. Estes materiais permitiram a criação de próteses com texturas e suavidade realistas.

4. **Desenho Assistido por Computador/Fabricação Assistida por Computador (CAD/CAM):** Com o advento da tecnologia digital, os sistemas CAD/CAM revolucionaram o campo das próteses maxilofaciais. Estes sistemas permitem a digitalização 3D precisa da anatomia do paciente e o fabrico de próteses utilizando fresadoras controladas por computador ou impressoras 3D. Materiais como polímeros de alta densidade, cerâmica e metais estão agora a ser utilizados em próteses maxilofaciais fabricadas por CAD/CAM, proporcionando uma melhor precisão, ajuste e estética.

5. **Materiais bioreabsorvíveis:** Nos últimos anos, têm sido explorados materiais bio-reabsorvíveis para próteses maxilofaciais. Estes materiais têm a capacidade de se degradarem gradualmente e serem absorvidos pelo corpo, reduzindo a

necessidade de manutenção ou remoção da prótese a longo prazo. Os polímeros biocompatíveis, como o ácido poliglicólico (PGA) e o ácido poliláctico (PLA), estão a ser investigados quanto ao seu potencial em próteses maxilofaciais.

É importante referir que a escolha do material para uma prótese maxilofacial depende de factores como as necessidades específicas do doente, a localização do defeito e a experiência do protésico. A investigação em curso e os avanços na ciência dos materiais continuam a expandir a gama de materiais disponíveis para próteses maxilofaciais, conduzindo a melhores resultados e qualidade de vida para os doentes.

Perspetiva histórica:

Os primeiros registos indicam que foram encontrados olhos, orelhas e narizes artificiais nas múmias egípcias. Eram feitos de prata, ouro, bronze e frequentemente revestidos de porcelana pigmentada organicamente, representando a esclerótica e a íris. Olhos de marfim, de rocha e de cristal de quartzo foram encontrados entre as ruínas das civilizações egípcia, chinesa, asteca, Inca e até da antiga Síria.

• Justiniano II, que reorganizou o Império Bizantino (668-711 d.C.), teve o nariz mutilado como parte de um processo disciplinar e usou uma prótese de ouro para restaurar a posição social e o Reino.[7]

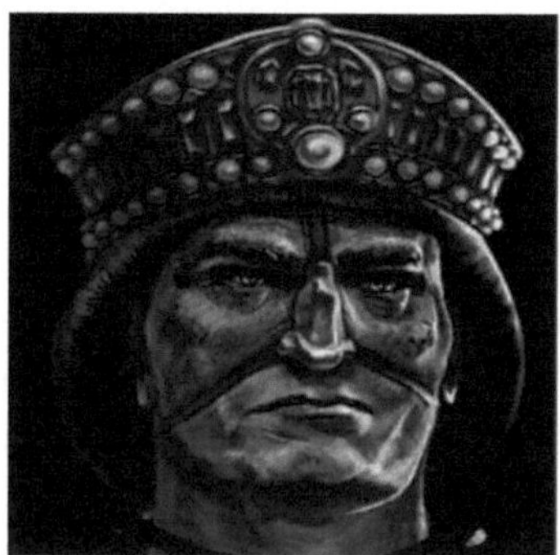

Fig.1 Justiniano II, o nariz que foi cortado foi restaurado com um nariz de ouro

Fig.1 Cortesia: Chandrasekharan Nair K., et al. "The Early Development of Maxillofacial Prosthetics-A Historical Review" (O desenvolvimento inicial da prótese maxilofacial - uma revisão histórica). Ata Scientific Dental Sciences 7.12 (2023): 20-28.

• Só depois de o cirurgião francês Ambrose Paré (1517-1590) ter descrito a utilização de próteses como alternativa à reconstrução cirúrgica e as suas limitações. Paré também escreveu uma descrição pormenorizada de um nariz de prata que era pintado com tintas a óleo, equipado com um bigode e fixado com ligaduras.[7]

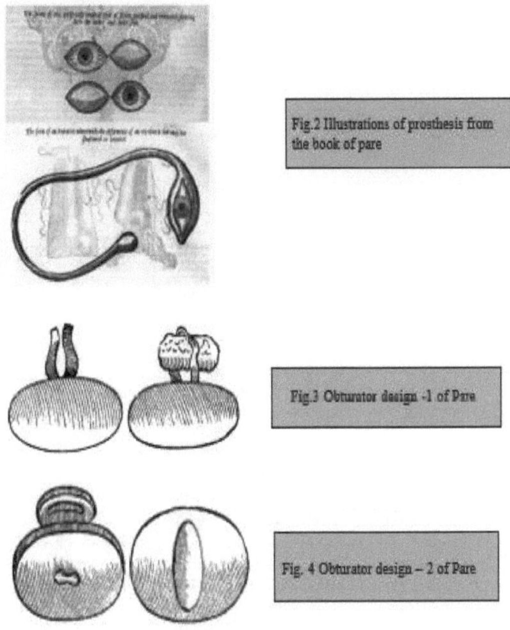

Fig.2,3 & 4 Cortesia: Chandrasekharan Nair K., et al. "The Early Development of Maxillofacial Prosthetics-A Historical Review" (O desenvolvimento inicial da prótese maxilofacial - uma revisão histórica). Ata Scientific Dental Sciences 7.12 (2023): 20-28.

• Tycho Brache, um astrónomo dinamarquês do século XVI (1566), perdeu o nariz e substituiu-o por um nariz artificial feito de prata e ouro. Aparentemente, fez um molde de cera para preencher o defeito e depois fundiu-o.

• Os primeiros olhos artificiais feitos para uso de seres humanos vivos foram criados a partir de vidro soprado em Veneza por volta de 1579.

• Os olhos protésicos do século XVI eram principalmente fabricados em ouro ou prata com revestimentos de esmalte. A era dos olhos de vidro começou no final do século XVI com os sopradores de vidro venezianos. No século XVII, os sopradores de vidro qualificados da Alemanha também fabricavam olhos de vidro. A Grã-Bretanha e a França também tinham fabricantes de olhos de vidro. No século XIX, Ludwig Muller Uri, um famoso fabricante de olhos de boneca, aventurou-se a fabricar olhos protéticos na sua fábrica de vidro.[7]

• Em 1728, Pierre Fauchard concebeu uma prótese suportada por asas que eram posicionadas pelo paciente a partir do lado oral do obturador e utilizava o pavimento do nariz para retenção.

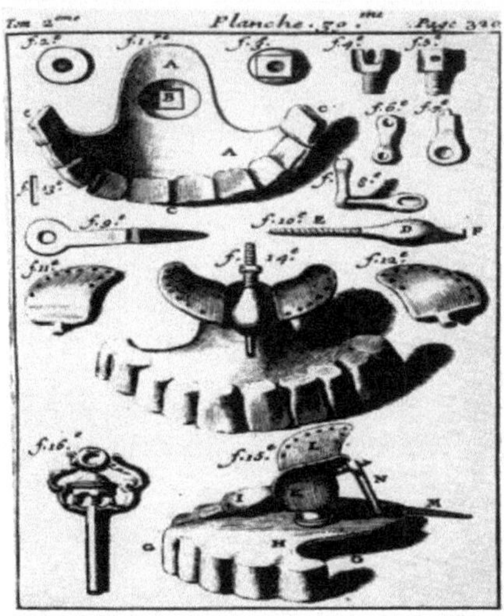

Fig.5 Obturador concebido por Fauchard

Fig.5 cortesia: Chandrasekharan Nair K., et al. "The Early Development of Maxillofacial Prosthetics-A Historical Review" (O desenvolvimento inicial da prótese maxilofacial - uma revisão histórica). Ata Scientific Dental Sciences 7.12 (2023): 20-28.

• Em 1757, Bourdet sugeriu que ligaduras de seda presas a dentes naturais poderiam ser usadas para apoiar chapas metálicas para obturar o defeito.

• Em 1820, Delabarre apresentou o conceito de arame ligando o obturador com ligaduras metálicas colocadas lateralmente que prendiam os dentes.

• Em 1823, Snell utilizou pela primeira vez abas de borracha ligadas a uma dobradiça de ouro para reter um obturador.

• Em 1832, um soldado francês, Alphonse Louis, ficou conhecido como o "artilheiro da máscara de prata", uma vez que metade da sua mandíbula esquerda e grande parte do seu maxilar foram destruídos,

6

que foi reabilitada por Saunders, que descreveu uma prótese de prata com dentes mandibulares, uma frente articulada que substituía as estruturas faciais e um reservatório interno para recolher a saliva segregada.[1]

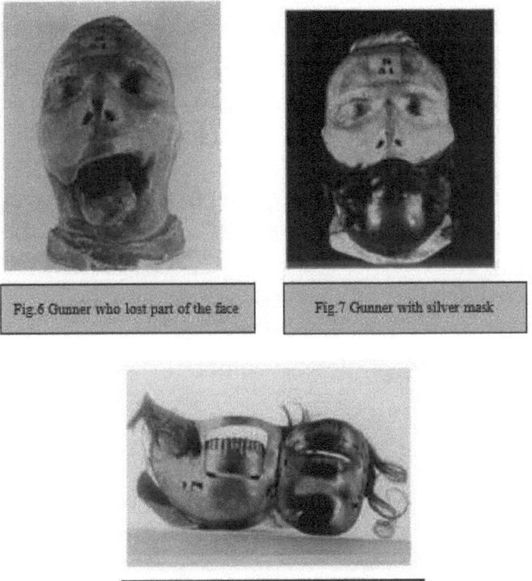

Fig. 6,7 e 8. cortesia: Chandrasekharan Nair K., et al. "The Early Development of Maxillofacial Prosthetics-A Historical Review" (O desenvolvimento inicial da prótese maxilofacial - uma revisão histórica). Ata Scientific Dental Sciences 7.12 (2023): 20-28.

• Em 1880, Kingsley descreveu aparelhos artificiais para a restauração de defeitos congénitos e adquiridos do palato, nariz e órbita.

• Tetamore, em 1894, descreveu 9 casos de deformidades nasais que receberam restaurações protéticas feitas de um "material plástico muito leve" que se aproximava da cor natural e era retido por óculos de arco.

• Em 1889, Claude Martin ilustrou uma variedade de substituições protéticas, incluindo próteses de porcelana para o nariz com um mecanismo de retenção intra-oral.[1]

• Upham1 fabricou uma prótese nasal e auricular em borracha de vulcanite.

Em 1913, foram introduzidos compostos de gelatina e glicerina para utilização em próteses faciais. Mas o seu tempo de vida era demasiado curto para uma aplicação clínica prática.

• A resina acrílica foi introduzida na profissão dentária em 1937 e substituiu a borracha vulcanite. A sua translucidez, coloração e facilidade de processamento eram atractivas, apesar da sua rigidez. Para ultrapassar o problema de rigidez da resina acrílica, Tylman1 introduziu a utilização de uma resina acrílica de copolímero de vinilo resiliente para próteses faciais.

• Fine descreveu a utilização de flocagens de nylon coloridas como um corante principal para a coloração interna e externa de próteses faciais.

• Udagama e Drane introduziram o uso de adesivo médico de silicone tipo A para o fabrico de próteses faciais. Gonzalez descreveu o uso de elastómero de poliuretano. Lewis e Castelberry descreveram o uso potencial de sifenileno para próteses faciais.[8]

PROPRIEDADES DOS MATERIAIS MAXILOFACIAIS

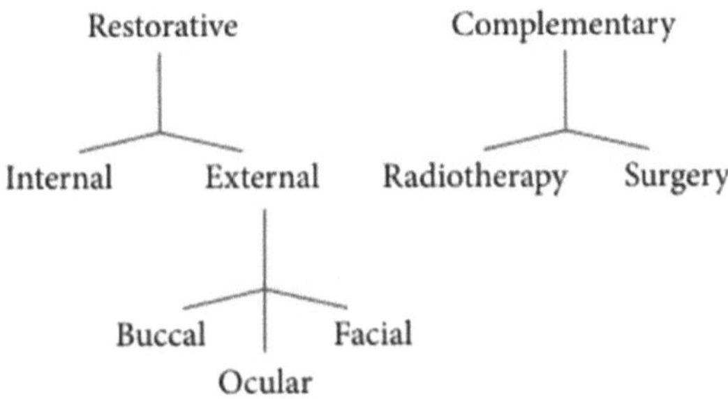

Fig.9 Esquema representativo da classificação das próteses maxilofaciais
Fig.9 Cortesia: de Caxias, Fernanda Pereira et al. "Classificação, História e Perspectivas Futuras da Prótese Maxilofacial". International Journal of Dentistry 2019 (2019): n. pag.

Os polímeros e elastómeros são a base da reconstrução protética moderna. "O poli(metil)metacrilato, o poli-dimetil-siloxano e os poli-éter-uretanos têm sido utilizados e satisfazem a procura de biocompatibilidade, durabilidade, estabilidade da cor e fácil manipulação. Independentemente da abordagem adoptada, devem ser estabelecidos critérios apropriados para um material ideal para orientar o esforço de investigação, pelo que numerosos investigadores reuniram dados de testes físicos, mecânicos, químicos e biológicos de materiais.[2]

Como resultado, foram enumerados vários critérios importantes para um material ideal. Propriedades desejáveis dos materiais protéticos maxilofaciais:
1. Propriedades físicas - O material deve ser flexível, dimensionalmente estável, leve, com baixa condutividade térmica e boa resistência.

2. Propriedades biológicas e químicas - O material deve manter-se estável quando exposto a agressões ambientais, colas e respectivos solventes. Deve ser não tóxico, não alergénico e biocompatível. Deve apresentar uma boa duração de, pelo menos, seis meses sem comprometer significativamente as propriedades estéticas e físicas.

3. Caraterísticas de fabrico - A polimerização deve ocorrer a uma temperatura suficientemente baixa para permitir a reutilização dos moldes. A mistura de componentes individuais deve ser fácil, permitindo alguma margem de erro. Deve ter um tempo de trabalho adequado e ser fácil de colorir.

4. Caraterísticas estéticas - A prótese completa deve ser impercetível em público, representando fielmente a estrutura perdida ao mais ínfimo pormenor. A sua cor, textura, forma e translucidez devem ser idênticas às da estrutura perdida e da pele adjacente.[9]

As propriedades físicas e mecânicas críticas são:

Resistência ao rasgamento: Definida como a resistência de um material à força de rasgar e é importante em secções finas, como as áreas que rodeiam a prótese nasal e ocular. A prótese fina colada é suscetível de se rasgar durante a remoção, danificando permanentemente a prótese. É geralmente medida em Newtons por centímetro N/cm.

Resistência à tração final e percentagem (máxima) de alongamento:

A percentagem total de alongamento, que inclui tanto o alongamento elástico como o alongamento plástico, é útil, uma vez que diferentes partes do rosto têm requisitos diferentes em termos de alongamento dos elastómeros para acomodar os movimentos faciais. Assim, também nos dá uma ideia sobre a flexibilidade do material. A resistência à tração situa-se no intervalo de 300 a 1.000 psi (2,0 a 7 MPa). Acredita-se que uma elevada percentagem de alongamento e uma elevada resistência ao rasgamento produzem a combinação mais desejável.

Módulo de elasticidade:

O módulo de elasticidade (ED) é definido como a relação entre a tensão e a deformação para pequenas deformações cíclicas a uma dada frequência e num determinado ponto da curva tensão-deformação. É uma propriedade importante para os materiais que apresentam uma não linearidade num gráfico tensão-deformação. Os materiais maxilofaciais devem ser flexíveis por natureza, ou seja, devem possuir um módulo de elasticidade baixo.

Dureza:

Definida em termos gerais como a resistência à abrasão, é preferível que a prótese possua a mesma dureza que a estrutura facial em falta. Deve ser macia, com uma dureza inferior a cerca de 40, de preferência no intervalo 25-35 Shore.

Rigidez: Os materiais devem também possuir uma temperatura de transição vítrea baixa, de modo a evitar o endurecimento do material quando exposto a temperaturas frias.

Molhabilidade: Pode ser avaliada através da medição do ângulo de contacto de avanço da água na superfície do material fixado ou através da utilização de um tensiómetro para medir as forças à medida que o material é imerso e removido. A molhabilidade é influenciada por factores como a limpeza das superfícies envolvidas e as suas energias superficiais. A baixa energia de superfície do aderente (por exemplo, materiais elastoméricos maxilofaciais) produz um elevado ângulo de contacto com a água, saliva ou adesivos, impedindo assim o espalhamento destes materiais na sua superfície. A fraca molhabilidade da superfície leva a uma lubrificação deficiente dos limites, causando assim desconforto ao doente.

Sorção de água: Representa a quantidade de água adsorvida na superfície e no corpo do material durante o fabrico ou enquanto a restauração está em serviço. A prótese pode absorver saliva, suor ou água durante a lavagem da prótese, o que pode afetar as propriedades físicas, incluindo a perceção da cor. As próteses não devem distorcer-se quando fervidas em água ou esterilizadas a vapor.

Peso: Os materiais devem ser leves, de modo a serem confortáveis para o doente e a ajudarem na retenção da prótese. O material deve ser dimensionalmente estável quando exposto a agressões como a luz solar, os raios ultravioleta e condições extremas ou aos adesivos e seus solventes. Os aspectos de fabrico devem ser fáceis de utilizar, como o processamento fácil, a baixa temperatura de polimerização, o tempo de trabalho suficiente e também devem ser facilmente adaptáveis a procedimentos de coloração intrínsecos e extrínsecos.[4]

Materiais em prótese maxilofacial:

• Polímeros e copolímeros de vinilo:

Estes são os plásticos mais utilizados para próteses. Na forma elastomérica, o vinil apresenta propriedades superiores às da borracha natural em termos de vida flexível, resistência à luz solar e envelhecimento. Os copolímeros de cloreto de vinilo e acetato de vinilo são mais flexíveis mas menos resistentes a produtos químicos do que o cloreto de polivinilo. Os vinis são derivados do etileno. O cloreto de vinilo é polimerizado na presença de catalisadores de radicais livres para formar cloreto de polivinilo. E o acetato de vinilo forma acetato de polivinilo aquando da polimerização. O cloreto de polivinilo é uma resina insípida e inodora, transparente e dura. Escurece quando exposto à luz ultravioleta e requer estabilização de calor e luz para evitar a descoloração durante o fabrico e a utilização. Exemplo - Copolímero flexível de EVA, OP-TEK® Flex, Duraflex®, Proflex, ou Orfitrans™ Excel.

• **Plastisóis vinílicos** (Realistic e Mediplast):

A primeira resina de vinil, de acordo com Clarke, foi produzida em 1833, mas só em 1929, Ivan. Ostromislensky produziu a resina de policloreto de vinilo plastificado. O primeiro PVC (Policloreto de Vinilo) produzido especificamente para uso protético foi a resina plastificada com enchimento ligeiro introduzida pela Vrenon Ben shoff Co. em 1943. Este material pode proporcionar uma substituição muito estética e fácil da estrutura facial e, atualmente, é o material mais amplamente aceite no domínio das próteses faciais e estomatognáticas.

VANTAGENS E DESVANTAGENS

Vantagens:

a. Flexível.
b. Aparência inicial aceitável.
c. Adaptável à coloração intrínseca e extrínseca.

Desvantagens:

a. A perda de plastificante durante a vida útil da prótese resulta na descoloração e no endurecimento da prótese nas margens.

b. Fraca estabilidade dimensional.
c. Mancham e degradam-se facilmente quando expostos à luz U.V.
d. Requer moldes metálicos para a cura a alta temperatura.
e. Não tem uma translucidez realista e tende a absorver os cosméticos sebáceos e os solventes.
f. Curta esperança de vida da prótese, 3 a 6 meses.
g. As extremidades rasgam-se facilmente se forem finas e podem exigir um reforço com tecido de nylon.[3]

• Resina acrílica:

O poli(metil)metacrilato é uma resina dura e transparente de notável clareza e estabilidade. Podem ser moldados por injeção e compressão. Tanto a coloração intrínseca como a extrínseca podem ser utilizadas para obter a cor básica da pele e não descoloram à luz ultravioleta. O metacrilato de metilo de polimerização a quente é preferível ao de polimerização automática. As próteses faciais feitas com este material permanecem operacionais até 2 anos, mas requerem uma repintura ocasional da superfície. Permite margens de penas, alterações fáceis, compatibilidade adesiva, limpeza fácil e ligação com outros plásticos. A rigidez é a principal desvantagem, o que os torna menos úteis em leitos de tecidos com grande mobilidade e em áreas com cortes inferiores. A nível psicológico, o acrílico é menos aceite pelo doente.

• Co-polímeros acrílicos:

São macios e elásticos, mas não são muito aceites devido à fraca resistência dos bordos, à durabilidade e degradação sob a luz solar e à dificuldade de processamento e coloração. Além disso, adquirem facilmente pó e manchas. Exemplo: Palamed - Kulzer.

• Co-polímeros de cloreto de polivinilo:

A sua forma mais antiga foi o plastisol vinílico, introduzido em 1940. Estes contêm resinas vinílicas e um plastificante. Na sua fase de plastisol, é um líquido espesso ao qual são incorporados pigmentos. As resinas de vinil são parcialmente dissolvidas pelo plastificante quando aquecidas, resultando numa prótese flexível. Recentemente, foi introduzido um copolímero de 5-20% de acetato de vinilo, sendo a restante percentagem constituída por cloreto de vinilo. Este copolímero é mais flexível, mas menos resistente quimicamente do que o próprio cloreto de polivinilo. A principal desvantagem é a migração e perda do plastificante, resultando na descoloração e endurecimento da prótese. Os bordos rasgam-se facilmente e requerem reforço com malha de nylon. Ficam facilmente manchadas e degradam-se com a exposição à luz ultravioleta, aos peróxidos e ao ozono e absorvem as secreções sebáceas. A sua duração clínica pode ser de 1 a 6 meses.

• Elastómeros de silicone:

Foram introduzidos em 1946, mas só nos últimos anos estão a ser utilizados como materiais protéticos. Os silicones são constituídos por cadeias alternadas de sódio e oxigénio que podem ser modificadas através da ligação de vários grupos orgânicos laterais aos átomos de silício ou através da ligação cruzada das cadeias moleculares. Apresentam boas propriedades físicas numa gama de temperaturas e podem ser curados à temperatura ambiente ou a altas temperaturas.

❖ Os silicones são classificados em 4 grupos de acordo com as suas aplicações:
1. Classe I: Grau do implante
2. Classe II: Grau médico Este material é utilizado para o fabrico de próteses maxilofaciais.
3. Classe III: Grau limpo.
4. Classe IV: Grau industrial.
❖ Os silicones também podem ser classificados de acordo com a temperatura de

vulcanização:
1. Vulcanização a alta temperatura/calor (H.T.V)
2. Vulcanização à temperatura ambiente (R.T.V)
3. Silicones H.T.V

O silicone HTV é normalmente um material branco, opaco e viscoso. O agente
catalítico é o peróxido de diclorobenzoílo ou o sal de platina, dependendo da
polimerização por condensação ou adição, respetivamente. As partículas de
sílica pura, finamente divididas, com cerca de 30 microns, são adicionadas como
cargas. Uma pequena quantidade de radical metil vinil ou metil fenil siloxi varia
a suavidade relativa e a resistência ao rasgamento.

Após a moagem para misturar o catalisador e os pigmentos corantes, o material
é embalado sob pressão e curado a 180°C durante 30 minutos.

Disponível como sistema de 1 ou 2 componentes: Catalisador - peróxido de
dicloro-benzoílo/sal de platina. Sílica- Como carga com tamanho de partícula de
30μm.

Vários tipos de silicones HTV:
1. Silastic S-6508, 382 e 399 (Michigan).
2. O Silastic S-6508 em estado bruto é semelhante a argila de modelação
pegajosa. Deve ser vulcanizado a 260°F e formado em moldes de pressão.

3. O Silastic 382 é um fluido branco opaco com uma viscosidade semelhante à
do mel espesso.
4. O Silastic 399 assemelha-se a uma vaselina branca no seu estado bruto.
Facilmente espatulado, não flui.

5. O Silastic 382 é mais resistente, não flui e é mais fácil de manusear.
- SE-4524U: Este silicone requer temperaturas moderadas a elevadas para
iniciar a reação de reticulação42. Os Silastic 44514 e 44515 disponíveis na Dow
Corning são do mesmo tipo. O peróxido orgânico inicia a reação de reticulação,
pelo que a prótese deve ser fabricada a uma temperatura suficientemente elevada
para causar a decomposição do catalisador de peróxido42,45. Lontz et al
descobriram que quando o peróxido de bis-2,4-diclorobenzoílo é utilizado como
catalisador, a prótese pode ser processada a 100°C. A quantidade de catalisador
e a temperatura de fabrico afectam as propriedades d a   prótese acabada.
- Siloxano PDM: Este silicone HTV tem propriedades físicas e mecânicas que
excedem os valores considerados clinicamente aceitáveis.
- Q7-4635, Q7-4650, Q7-4735, SE-4524 U: Trata-se de uma nova geração de
silicones HTV, com propriedades mecânicas e físicas melhoradas.

⌗ Siliastic S-6508: No estado bruto, é semelhante à argila de modelação pegajosa. Tem de ser vulcanizado a 260°F e formado em moldes de pressão.

Silicones R.T.V: Os silicones RTV são concebidos para uma cura rápida à temperatura ambiente. São polímeros de silicone de cadeia curta com agente de reticulação, como o tetra-etoxi-silano, com octoato de estanho como catalisador. Após a adição do catalisador e a introdução cuidadosa no molde, deixa-se curar durante 30 minutos. A prótese é removida do molde e cuidadosamente limpa com clorofórmio antes de se proceder à coloração e caraterização extrínsecas.

Inclui -
Um agente de enchimento - partículas de terra de diatomáceas. Um catalisador - octoato de estanho.
Um agente reticulante - Tetra-etoxissilano.
* **Silastic 382,399:**
Estes polímeros são obtidos por reação de condensação. São estáveis em termos de cor, biologicamente inertes e mantêm as suas propriedades físicas e químicas em amplas gamas de temperatura50. São muito mais fáceis de processar e podem ser utilizados moldes de gesso dentário. O Silastic 399 é translúcido e o Silastic 382 é opaco e branco.
* **Silastic 891:**
É também conhecido como Silastic Medical Adhesive Silicone
Tipo A e é um silicone reticulado de metil tri acetoxi silano. É uma pasta translúcida, não fluida, que polimeriza à temperatura ambiente em contacto com a humidade. Não contém solventes, plastificantes ou catalisadores e pode ser processado em moldes de gesso.
Os moldes metálicos não são recomendados, uma vez que podem reagir com o ácido acético, que é libertado como um subproduto da polimerização. A estabilidade da cor é boa e é compatível com uma vasta gama de corantes.

* **Cosmesil:**
O Cosmesil é um silicone RTV que pode ser processado até um grau de dureza variável. Este material apresenta uma maior resistência ao rasgamento na rutura do que o MDX 4-4210.

* **A-2186:**
Trata-se de um material recentemente desenvolvido, cujas propriedades físicas e mecânicas são inferiores às do MDX 4- 42105.

* **Polyderm:**
Polyderm é um silicone RTV constituído por polímeros de dimetilpolissiloxano

de cadeia curta, agente de reticulação e cargas altamente dispersas. Foi especialmente formulado para próteses faciais e corporais. É fornecido como cor de pele básica e base transparente, que pode ser caracterizada pela adição de pigmento intrínseco. Os pigmentos extrínsecos são fornecidos com o kit.

Vantagens dos silicones HTV:

a. Excelente estabilidade térmica.
b. Cor estável quando exposto à luz U.V.
c. Resistência superior.
d. Biologicamente inerte.

Desvantagens dos silicones HTV:

a. A baixa resistência dos bordos exige um reforço de nylon nas margens.
b. Opacidade e aparência de vida.
c. A coloração extrínseca é difícil.
d. Requer dispositivo de moagem para incorporação de corantes internos.

- **Materiais do 3º Milénio:**

De acordo com Remerdale E.H., espera-se que estes sejam translúcidos com capacidade de pigmentação para corresponder a qualquer cor de pele.

Devem ter as seguintes caraterísticas
1. Aumento do alongamento.
2. Maior resistência ao rasgamento.
3. Deve ser facilmente moldável (consistência de argila).
4. Curado com luz.
5. Devem aceitar facilmente a coloração extrínseca.
6. Alta temperatura - os moldes metálicos não devem ser necessários.

- **MDX 4-4210:**

Trata-se de um elastómero de silicone de grau médico muito popular entre os médicos. Baseia-se principalmente numa estrutura de polidimetilsiloxano modificada; a polimerização envolve a adição de grupos Si-H a unidades de Si-vinilo. Um catalisador de platina inicia a reação de ligação cruzada; sensível a aminas, enxofre e compostos de estanho, inibindo a cura do material. Não é tão opaco como outros silicones altamente preenchidos. Está disponível como um kit de dois componentes. Possui catalisador de ácido cloroplatínico e hidro-metil-siloxano como agente de reticulação.

AVANÇOS RECENTES NOS MATERIAIS DE PRÓTESE MAXILOFACIAL

Copolímeros de bloco de silicone:
Estes foram introduzidos para melhorar a resistência ao rasgamento, a baixa percentagem de alongamento e a suscetibilidade ao crescimento bacteriano.

Silicones espumantes:

Um gás forma bolhas no interior do silicone polimerizado que acaba por ser libertado, deixando um material esponjoso que provoca um aumento de volume até sete vezes. O objetivo é reduzir o peso da prótese; no entanto, esta tem uma resistência reduzida e é suscetível de rasgar, o que pode ser parcialmente ultrapassado revestindo-a com outro silicone. Isto aumenta a resistência mas aumenta a rigidez. Ex: Silastic 386.

Polímero de sifenileno:

É outro co-polímero de siloxano com grupos fenilo e metilo e apresenta uma melhoria significativa no que diz respeito à resistência dos bordos, coloração e baixo módulo de elasticidade em relação a outros silicones RTV.

Primários:

Estão disponíveis vários primários, tais como 1200, 1205, S-22602, 4040, Z6032, Z6076. Os primários são utilizados para promover a ligação entre o silicone e outros materiais maxilofaciais. Os primários S-2260 e A-4040 foram considerados os mais eficazes na ligação do Medical Adhesive Type A a folhas de poliuretano. O primário A-4040 tem a maior força de ligação ao ligar o Silastic 891 à resina à base de prótese Lucitone 199 e o Z-6032 produz a maior força de ligação entre os elastómeros de silicone e a resina activada por luz.

Silicones para impressão:

Foi desenvolvido um protocolo de reprodução de imagens 3D a cores para a impressão 3D de próteses faciais. Envolve a digitalização 3D do rosto utilizando um sistema de fotogrametria que capta tanto a topografia 3D como a informação de cor. Utilizando uma combinação de conjuntos de software, os dados brutos digitalizados podem ser modificados e corrigidos através da remoção de polígonos ruidosos, juntamente com o ajuste da cor. Para dar mais realismo, são adicionadas texturas finas (por exemplo, poros, rugas) sobre a malha 3D utilizando o mapeamento de campo elevado. Por fim, é adicionada espessura para obter um modelo sólido imprimível. Tal como acontece com a informação topográfica da superfície, as imagens a cores também podem necessitar de processamento adicional antes da impressão final a cores, o que envolve a gestão da imagem a cores 2D do RGB da câmara para o RGB da impressora, pixel a pixel. Quando a cor é finalizada, o mapeamento da textura da superfície é efectuado para mapear a nova imagem a cores no modelo 3D. O penúltimo passo envolve a impressão para produzir o modelo 3D. O que pode ser feito através de dois métodos

1. Infiltração de silicone.
2. Silicones de impressão direta.

Infiltração de silicone:

Uma tecnologia de impressão 3D a cores denominada impressão 3DPTM, também conhecida como impressão pó-ligante, foi desenvolvida no Instituto de Tecnologia de Massachusetts e está licenciada à Z Corporation e à 3D Systems. Baseia-se na impressão a jato de tinta, com um pó a ser depositado em camadas consecutivas, que são depois unidas seletivamente por jato de tinta com ligante colorido para imprimir material em pó num espetro de cores completo, camada a camada.

O pó pode ser feito de gesso em combinação com pó de plástico, amido, cerâmica, vidro ou outros materiais em pó. Após a impressão da cor no pó, é efectuada a infiltração com polímero elastomérico para produzir uma prótese flexível, leve e realista.

Silicones de impressão direta:

Esta tecnologia é designada por impressão Drop-On-Demand (DOD) e baseia-se na polimerização por adição catalisada por platina, o que significa que os grupos Si-H de reticulação reagem com o grupo vinil para formar uma rede 3D. É utilizado um silicone puro s e m solventes. Esta tecnologia utiliza gotículas de satélite único que são doseadas na superfície de trabalho de acordo com a malha STL, e cada camada (0,4 mm) é polimerizada com luz ultra-violeta. Depois disto, a prótese acabada é revestida com um polímero de silicone adequado, é colorida extrinsecamente e é finalmente curada a 200ºC.[2]

COLORAÇÃO EM PRÓTESE MAXILOFACIAL

A representação exacta da cor da pele é essencial para alcançar a estética. A prótese facial continua a ser o maior desafio enfrentado pelo clínico. Requer um olhar apurado, uma boa compreensão da teoria e aplicação da cor, uma atenção meticulosa aos pormenores, prática e perseverança. Existem muitas abordagens e técnicas para obter uma cor de pele precisa, incluindo a mistura por tentativa e erro, guias de tonalidade, sistemas de dispersão de pigmentos, colorímetro ou espetrofotómetro. Foram feitas 13 tentativas para registar a quantidade de corantes utilizados para a formulação personalizada da tonalidade de base e a caraterização extrínseca para necessidades futuras. Nos últimos anos, as preocupações com a deterioração da cor das próteses maxilofaciais orientaram a maioria das investigações sobre a estabilidade da cor do elastómero de base e dos corantes. Desde a introdução de elastómeros maxilofaciais e corantes estáveis à cor, tem-se dado mais ênfase ao desenvolvimento de métodos para a correspondência da cor da prótese maxilofacial com a pele humana.

Atualmente, não existem provas que discutam a melhor técnica disponível para uma correspondência perfeita da cor para o fabrico de próteses maxilofaciais. No entanto, acredita-se que os instrumentos mais recentes, como o espetrofotómetro e os colorímetros, melhoraram a eficiência na correspondência da cor.[5]

Segundo Angelopoulou, a cor da pele é determinada principalmente pelos cromóforos melanina e hemoglobina. Existem 2 tipos de melanina: a eumelanina - um pigmento castanho-escuro - e a feomelanina - um pigmento avermelhado. A pele contém, em diferentes indivíduos, vários graus de eumelanina, enquanto a feomelanina está presente apenas na pele de indivíduos que possuem o traço genético correspondente. A cor da pele depende de diversas variáveis individuais e ambientais, como a idade, o sexo, a raça, a localização anatómica, a atividade física/mental, a alimentação, as drogas, a nicotina, o álcool, a alteração ortostática, a luz ambiente, a variação sazonal, a temperatura ambiente e os ajustes do tónus vascular e da perfusão cutânea.[6]

O domínio digital tornou-se uma parte indispensável do fabrico moderno de próteses maxilofaciais. Eis algumas das principais técnicas que estão a transformar este processo:

1. **Aquisição de dados: Ver para crer**

• **Digitalização 3D:** Esta tecnologia capta os pormenores intrincados do lado não afetado do paciente e da área do defeito. O modelo digital resultante serve como uma base precisa para o desenho da prótese.

2. **Design e visualização: Criação de uma obra-prima virtual**

• **Desenho assistido por computador (CAD):** Um software especializado permite que os protésicos esculpam digitalmente a prótese, assegurando um ajuste anatómico perfeito e alcançando uma aparência natural e esteticamente agradável.

• **Correspondência digital de cores:** Um software sofisticado analisa o tom e a pigmentação da pele do paciente, permitindo a criação de uma réplica virtual para uma integração perfeita com as suas caraterísticas naturais.

3. **Fabrico: Do digital ao físico**

• **Prototipagem rápida (RP) ou impressão 3D:** Esta tecnologia traduz o desenho digital num modelo ou molde físico, reduzindo significativamente o tempo de fabrico e melhorando a precisão.

4. **Comunicação e colaboração:**

• **Fluxo de trabalho digital:** Todo o processo, desde os dados de digitalização até à prótese final, pode ser partilhado eletronicamente entre especialistas, simplificando a comunicação e facilitando a colaboração remota em casos complexos.

Vantagens das técnicas digitais:

• **Precisão melhorada:** As ferramentas digitais minimizam o erro humano, levando a próteses com ajuste e função superiores.

• **Eficiência melhorada:** O fluxo de trabalho digital optimiza o processo de fabrico, reduzindo o tempo de execução global.

TÉCNICAS DE PRÓTESE MAXILOFACIAL

• **Maior personalização:** O design digital permite detalhes intrincados
detalhes intrincados e personalização, atendendo às necessidades individuais
dos pacientes.

• **Estética superior:** Técnicas avançadas de combinação de cores garantem um
resultado natural e esteticamente agradável.

• **Vantagem de colaboração:** As ferramentas digitais facilitam a comunicação e a
colaboração entre especialistas, conduzindo a melhores resultados para os
doentes.

A integração da tecnologia digital não está apenas a revolucionar o fabrico de
próteses maxilofaciais, está a permitir que os pacientes recuperem a confiança e
melhorem a sua qualidade de vida.

A prototipagem rápida (PR) é um tipo de fabrico assistido por computador
(CAM) e é um dos componentes do fabrico rápido. Trata-se de uma tecnologia
capaz de fabricar objectos físicos diretamente a partir de dados informáticos
tridimensionais (3D), adicionando camada sobre camada.[12] As técnicas de
prototipagem rápida têm sido utilizadas com sucesso para fabricar próteses
faciais. Embora o fabrico de moldes com a ajuda da RP fosse um procedimento
viável, continuavam a ser necessários os procedimentos tradicionais de frascos e
de revestimento para fabricar a prótese real. A utilização de um molde
eliminaria a necessidade dos procedimentos tradicionais de frascos e de
revestimento, bem como a sua manutenção, uma vez que é duradouro e permite
vários vazamentos.

Primeiro, é feito o corte do modelo digital e, depois, através de um processo
automatizado de construção camada a camada, são produzidas fisicamente
secções transversais. Estas estruturas físicas 3D são conhecidas como protótipos
rápidos. Os protótipos rápidos contêm peças móveis com geometrias complexas
que são impossíveis de realizar através de outras técnicas de construção. Além
disso, antes do fabrico definitivo da prótese, esta técnica permite visualizar e
testar os objectos, o que reduz os custos.[12]

Nas próteses maxilofaciais, a PR está a ser utilizada para:
(i) fabrico de obturadores,
(ii) produção de próteses auriculares e nasais,

(iii) fabrico de endopróteses cirúrgicas para pacientes com grandes tumores programados para excisão fabrico de escudos de chumbo para proteger os tecidos saudáveis durante o tratamento de radioterapia, e

(iv) fabrico de stents para queimaduras, em que a área queimada pode ser digitalizada em vez de se submeter o tecido delicado e sensível da queimadura a procedimentos de moldagem.

A duplicação da prótese maxilar/mandibular existente é especialmente crucial quando é necessário um ajuste exato aos dentes naturais ou a um implante osseointegrado.[12]

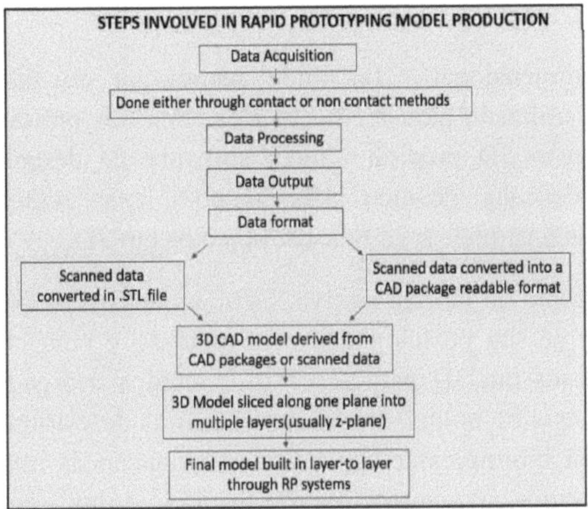

Fig10. Fluxograma esquemático das etapas envolvidas na produção de modelos
RP

Figura.10 Cortesia: Sarita S, Gajavalli SUM, Kiran GK, Srikanth L, Modini C.
Prototipagem rápida: Uma inovação digital de primeira linha em odontologia.
Int J Oral Health Dent 2021;7(2):97-103

Vantagens da impressão 3D na prótese maxilofacial:

Algumas vantagens significativas incluem:

• Precisão e ajuste melhorados, tempo de produção reduzido, maior conforto do
doente, desenhos complexos, custos reduzidos, planeamento pré-operatório

Desvantagens da impressão 3D na prótese maxilofacial

Embora a impressão 3D ofereça inúmeras vantagens, também tem algumas
limitações, tais como:
• Restrições de materiais, custo do equipamento, pós-processamento, requisitos
de competências, preocupações com a biocompatibilidade, acabamento da
superfície

BIOIMPRESSÃO 3D - O FUTURO IMINENTE DA PRÓTESE MAXILOFACIAL

A impressão tridimensional (3D), uma tecnologia de fabrico aditiva, é atualmente muito utilizada para melhorar a estética das próteses maxilofaciais com uma construção 3D precisa. Utiliza software de desenho assistido por computador para desenhar geometrias faciais complexas, seguido de deposição de material camada a camada para fabricar objectos em 3D.

Com base no princípio do fabrico aditivo, os biomateriais, os factores bioactivos e até as células, que são posicionados com precisão e com controlo espacial, podem ser impressos em 3D para reconstruir tecidos e órgãos humanos, que podem imitar os seus homólogos nativos em termos de estruturas e funções, o que se designa por bioimpressão 3D.4 É a combinação da impressão 3D e da engenharia de tecidos. A engenharia de tecidos é um ramo da medicina regenerativa que tem por objetivo utilizar as células do próprio doente para criar um enxerto autólogo.

A intriga da bioimpressão 3D poderá mudar a face da cirurgia reconstrutiva e da prótese, com uma maior precisão e suprimindo a necessidade de tratamentos no local do dador ou imunossupressores.

Murphy e Atala descreveram a bioimpressão 3D como "o posicionamento preciso, camada a camada, de materiais biológicos, bioquímicos e células vivas, com controlo espacial da colocação de componentes funcionais (matriz extracelular, células e microvasos pré-organizados) para fabricar estruturas 3D.[13]

As células são células diferenciadas ou células estaminais.[14] São integradas num biomaterial fluídico (polímeros sintéticos ou naturais) para formar aquilo a que se chama uma bio-tinta. As ferramentas de conceção e fabrico assistido por computador (CAD-CAM) são utilizadas para controlar tanto o padrão de deposição camada a camada (microarquitectura) como a forma global (macroarquitectura) do objeto a imprimir.[15] A etapa CAD-CAM pode basear-se em imagens médicas (como a tomografia computorizada) e envolve a segmentação de imagens e a geração de malhas.[16]

As impressoras 3D clássicas estão adaptadas para receber tintas celulares. As impressoras podem basear-se na deposição por jato de tinta, na dessorção assistida por laser ou na microextrusão.

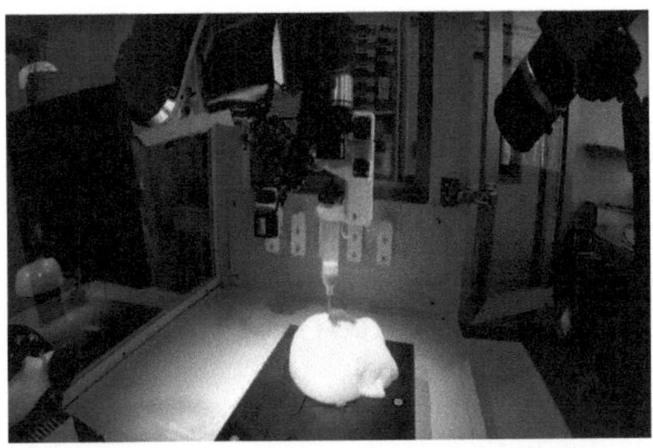

Fig.11: Exemplo de bioimpressora de microextrusão em funcionamento.
Figura.11 Courtesy: Sigaux N, Pourchet L, Breton P, Brosset S, Louvrier A,
Marquette CA. Bioimpressão 3D: princípios, fantasias e perspectivas. Jornal de
estomatologia, cirurgia oral e maxilofacial. 2019;120(2):128-32.

Método de bioimpressão:

O processo de bioimpressão 3D envolve três fases - pré-processamento,
processamento e pós-processamento.

1. Pré-processamento - As ferramentas CAD são utilizadas para a conceção da
malha e para controlar a deposição camada a camada (microarquitectura) e a
forma global do modelo (macroarquitectura).

2. Processamento - A tinta biológica é utilizada para imprimir o modelo com
uma bioimpressora adequada em parâmetros controlados.

3. Pós-processamento - O modelo impresso é então mantido numa incubadora
sob condições específicas para maturação, na qual o modelo recebe factores de
crescimento externos e fornecimento diário de meio de cultura.

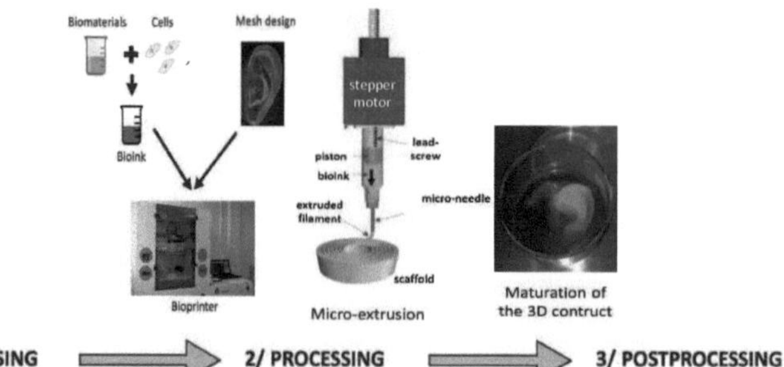

Fig.12: O processo de bioimpressão divide-se em três etapas principais: 1/ Pré-processamento (geração da malha e preparação da tinta biológica); 2/ Processamento (impressão do objeto 3D), 3/ Pós-processamento (maturação da construção impressa e transformação num tecido funcional).
Figura.12 Courtesy: Sigaux N, Pourchet L, Breton P, Brosset S, Louvrier A, Marquette CA. Bioimpressão 3D: princípios, fantasias e perspectivas. Jornal de estomatologia, cirurgia oral e maxilofacial. 2019;120(2):128-32.

Estado da arte:

Vários laboratórios têm estado a trabalhar no desenvolvimento da bioimpressão 3D. Tanto equipas académicas como industriais estão envolvidas na investigação sobre este tema. Todos os tipos de tecidos foram estudados in vitro através de construções de pequenas dimensões.[14,17] Todos os tipos de células foram testados (células em diferenciação e células estaminais).[18] Um tipo de célula pode ser utilizado isoladamente ou em associação com outros tipos de células. Foi testado um número muito elevado de bio-ligações, geralmente através da mistura de biomateriais reabsorvíveis e não reabsorvíveis.[19] Pode ser utilizado um vasto espetro de polímeros para compor a bio-tinta.[20] Os principais polímeros naturais são o alginato, o ácido hialurónico, a fibroína da seda, o colagénio e a gelatina.[21,22,23] Os principais polímeros sintéticos são o polilactido-co-glicolida, o polietilenoglicol, o ácido poli-L-lático e a policaprolactona.[24] Durante a preparação da tinta biológica, podem ser adicionados sinais intercelulares, como factores de crescimento específicos (proteína morfogenética óssea ou fator de crescimento endotelial vascular, por exemplo).[25] Os resultados in vitro mais prometedores dizem respeito à impressão de tecidos cutâneos.[26,27] A pele impressa de espessura total é obtida após 21 dias de maturação utilizando fibroblastos e queratinócitos, ao passo que foram necessários 45 dias utilizando a engenharia de tecidos tradicional.[23] Os primeiros estudos em animais já foram lançados para vários tipos de aplicações.[28] As construções podem ser impressas primeiro e implantadas numa segunda fase[29] ou impressas diretamente no animal. Owens et al.[30] bioimprimiram um enxerto de nervo sintético composto por tubos de células de Schwann e células estaminais da medula óssea, posteriormente implantado em ratos para reparação do nervo ciático. Os testes electrofisiológicos motores e sensitivos, bem como os resultados histológicos, revelaram resultados semelhantes aos dos enxertos autólogos. Keriquel et al.[31] utilizaram a bioimpressão in vivo num estudo preliminar para criar construções à base de hidroxiapatite diretamente em defeitos ósseos da calvária em ratos, na perspetiva de uma cirurgia robótica personalizada. Michael et al.[32] criaram substitutos de pele celularizados contendo queratinócitos através de bioimpressão assistida por laser. Estes substitutos foram transplantados em defeitos cutâneos de espessura total em ratos, resultando na migração de fibroblastos, na formação de vasos sanguíneos e na produção de colagénio. Laronda et al.[33] utilizaram o fabrico aditivo em ratinhos esterilizados cirurgicamente, imprimindo estruturas de hidrogel microporoso de 15 15 mm nas quais foram inseridos folículos de ratinho. Os scaffolds semeados com folículos foram implantados e tornaram-se altamente vascularizados e a função ovariana foi totalmente restaurada. Para além disso, as crias nasceram através do acasalamento natural e desenvolveram-se através da lactação materna. É preciso ter cuidado com a interpretação de estudos em animais que medem a cicatrização após a implantação de uma construção impressa. De facto, a caraterização da cicatrização natural versus o benefício estritamente relacionado com o tecido impresso é difícil de realçar em pequenos defeitos de tecido. Até à data, tendo em conta as limitações técnicas para a impressão de construções em grande escala, não foram efectuados estudos em humanos. As promessas da bioimpressão são bem ilustradas pelo número de publicações que cresce rapidamente ano após ano. A primeira revista específica neste domínio foi lançada em 2015 (International Journal of Bioprinting). Em 2016, foram lançadas quatro outras revistas dedicadas à bioimpressão.[34] Outro indicador do dinamismo da investigação sobre bioimpressão é a tendência económica. As previsões financeiras estimam que o mercado da bioimpressão 3D atingirá 1,3 mil milhões de dólares em 2021.[35]

Bioink:

Um bioink é uma integração de células diferenciadas ou células estaminais e biomaterial fluido. Assemelha-se à matriz extracelular que contém células e que, quando depositada, polimeriza com precisão ou estabelece ligações cruzadas para formar o suporte. Anteriormente, era possível a deposição de um único bioink, mas com o avanço do campo, consegue-se a deposição de bioinks multicomponentes com elevada precisão para imitar a arquitetura complexa dos tecidos humanos.[10]

Requisitos ideais
(i) Deve ser capaz de efetuar uma deposição em camadas precisa, rápida e controlada para formar uma estrutura 3D.

(ii) Biocompatibilidade - o material não deve ter efeitos nocivos nos tecidos hospedeiros com interações positivas com o tecido hospedeiro.

(iii) Deve ter resistência mecânica e robustez adequadas para resistir a tensões externas e manter a forma inicial.

(iv) Deve ter propriedades de gelificação e estabilização ajustáveis para diferentes bioimpressoras.

(v) Deve ser adequado para modificações químicas para necessidades específicas dos tecidos e deve ser estável durante a esterilização.

(vi) Deve ser capaz de produzir em grande escala com menos variações entre duas propriedades de produtos fabricados em intervalos de tempo diferentes.

(vii) Biodegradabilidade - o material deve degradar-se gradualmente no corpo, com a taxa de degradação a corresponder à taxa de proliferação de novas células com excreção não tóxica.

Tipos de bio-ligações

1) Biotintas à base de biomateriais naturais
2) Biotintas à base de biomateriais sintéticos
3) Biotintas à base de agregados celulares/pellets
4) Biotintas comerciais - Dermamatrix, Novogel
5) Biotintas compostas/biotintas com moléculas bioactivas - Partículas magnéticas de óxido de ferro, plasma sanguíneo, etc.

Células:

Os tipos de células autólogas ou primárias, se utilizados, podem imitar os seus homólogos in vivo, mas são difíceis de isolar e cultivar in vitro devido ao seu tempo de vida limitado. Por conseguinte, as células estaminais são preferidas, uma vez que possuem as propriedades de auto-renovação, pluripotência/multipotência e longevidade, representando uma fonte celular ilimitada para a bioimpressão 3D.

Materiais utilizados como bioink:

Polímeros: Um dos materiais mais comuns utilizados como bioink são os polímeros. Subdivididos em dois tipos:

- Polímeros naturais
- ✓ Colagénio
- ✓ Fibrina
- ✓ Seda
- ✓ Quitosano
- ✓ Alginato
- ✓ Gelatina
- ✓ Ácido hialurónico
- Polímeros sintéticos

- ✓ Policaprolactona
- ✓ Polietilenoglicol
- ✓ Plurónico F-127
- ✓ Álcool polivinílico
- ✓ Ácido poliláctico e ácido poliláctico-co-glicólico Tipos de bioimpressoras:
- ✓ Bioimpressora com base em jato de tinta

- ✓ Bioimpressão baseada em laser

- ✓ Bioimpressão por extrusão

- ✓ Estereolitografia (SL)

- ✓ Bioplotagem

- Limitação:
- Não existe uniformidade na escolha da tinta biológica, do tipo de impressora,

de parâmetros como a temperatura, o oxigénio, a velocidade e o processo de maturação.

• Vascularização dos tecidos - até à data, não foi possível obter uma vascularização adequada dos tecidos com qualquer técnica.

• O grau de semelhança entre a estrutura impressa em 3D e a atual estrutura humana complexa não é claro.

• Incapacidade de fabricar um bioink totalmente biocompatível que forme estruturas multifuncionais com resistência mecânica adequada e viabilidade celular correta.[11]

Biotintas multicomponentes:

As biotintas são referidas como materiais fluidos carregados de células que podem ter componentes adicionais de matriz, e são carregados nas impressoras 3D para fabricar construções semelhantes a tecidos.[12] As biotintas multicomponentes são definidas como uma mistura de mais do que um tipo de biomaterial, um ou mais do que um tipo de células e materiais aditivos ou biomoléculas. Foram desenvolvidas várias biotintas multicomponentes, que são designadas por multimateriais[13] ou biotintas multicelulares .[14]

Um único biomaterial em biotintas não pode normalmente satisfazer todos os requisitos mecânicos e funcionais, que são essenciais para produzir construções biomiméticas semelhantes a tecidos. A utilização de biomateriais, como o PEG, permite o controlo através da variação do peso molecular e da ligação cruzada das propriedades físicas da construção resultante. No entanto, carece de sinais biológicos necessários para a adesão, proliferação e disseminação das células[15,16] . Por outro lado, os biomateriais naturais e amigos das células, como a gelatina e a fibrina, são limitados pelas suas fracas propriedades mecânicas[17,18] . Assim, as biotintas multicomponentes compostas por mais do que um material podem combinar propriedades favoráveis de materiais individuais. Estas biotintas tornaram-se mais atractivas para a bioimpressão 3D de construções com melhor desempenho. N e s t a   secção, as biotintas multicomponentes são categorizadas e discutidas com base nos seus materiais constitutivos. Além disso, são detalhados os métodos para combinar diferentes biomateriais, incluindo a mistura simples, o pós-revestimento e a reticulação química, juntamente com as vantagens e limitações associadas a cada método.

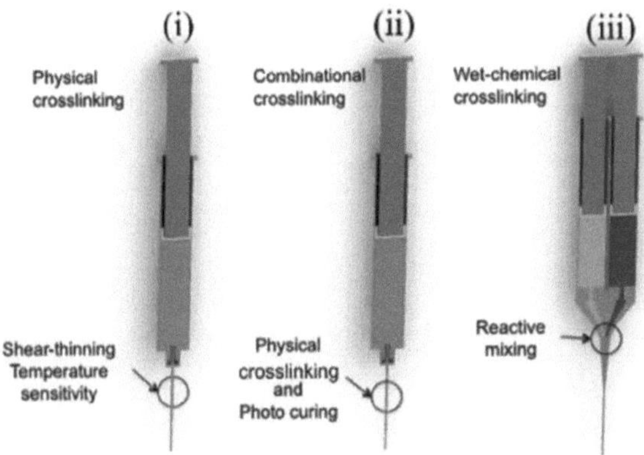

Figura 13: Esquema das abordagens de reticulação, incluindo (i-ii) abordagens físicas, combinacionais e (iii) de reticulação química húmida na impressão por extrusão. Reproduzido de Malda et al. com a autorização da Wiley-VCH Verlag GmbH & Co.
Figura 13. Cortesia; Ashammakhi N, Ahadian S, Xu C, Montazerian H, Ko H, Nasiri R, Barros N, Khademhosseini A. Bioinks e tecnologias de bioimpressão para fazer construções de tecidos heterogéneos e biomiméticos. Mater Today Bio. 2019 25 de maio; 1: 100008. doi: 10.1016 / j.mtbio.2019.100008. PMID: 32159140; PMCID: PMC7061634.

Biotintas com combinação de materiais naturais:

Os hidrogéis têm sido habitualmente utilizados para a bioimpressão devido à sua biocompatibilidade e elevado teor de água.[19] Um hidrogel adequado para a bioimpressão deve ter um módulo de armazenamento da ordem dos 102 -103 Pa. Caso contrário, o hidrogel seria demasiado fluido ou demasiado rígido para conseguir uma impressão 3D eficaz.[20,23]

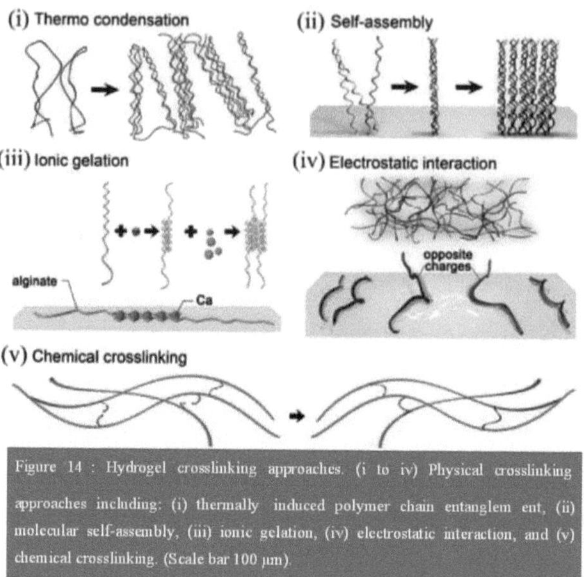

Figure 14 : Hydrogel crosslinking approaches. (i to iv) Physical crosslinking approaches including: (i) thermally induced polymer chain entanglem ent, (ii) molecular self-assembly, (iii) ionic gelation, (iv) electrostatic interaction, and (v) chemical crosslinking. (Scale bar 100 μm).

Figura.14 Cortesia: Ashammakhi N, Ahadian S, Xu C, Montazerian H, Ko H, Nasiri R, Barros N, Khademhosseini A. Bioinks e tecnologias de bioimpressão para fazer construções de tecidos heterogéneos e biomiméticos. Mater Today Bio. 2019 25 de maio; 1: 100008. doi: 10.1016 / j.mtbio.2019.100008. PMID: 32159140; PMCID: PMC7061634.

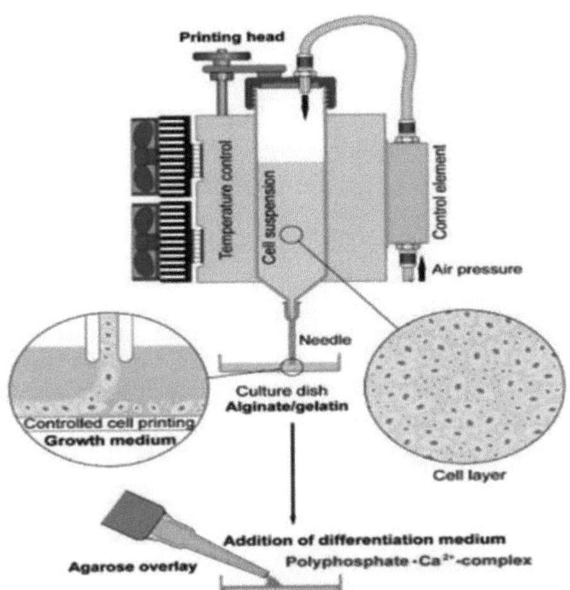

Figura 15: Esquema que indica a bioimpressão celular 3D de células SaOS-2 em gelatina/alginato. O bioink bioimpresso foi depois colocado numa solução de cloreto de cálcio (CaCl2). Esta construção foi depois coberta com uma camada de agarose e cultivada em meio de diferenciação osteogénica.

Figura.15 Cortesia: Ashammakhi N, Ahadian S, Xu C, Montazerian H, Ko H, Nasiri R, Barros N, Khademhosseini A. Bioinks e tecnologias de bioimpressão para fazer construções de tecidos heterogéneos e biomiméticos. Mater Today Bio. 2019 25 de maio; 1: 100008. doi: 10.1016 / j.mtbio.2019.100008. PMID: 32159140; PMCID: PMC7061634.

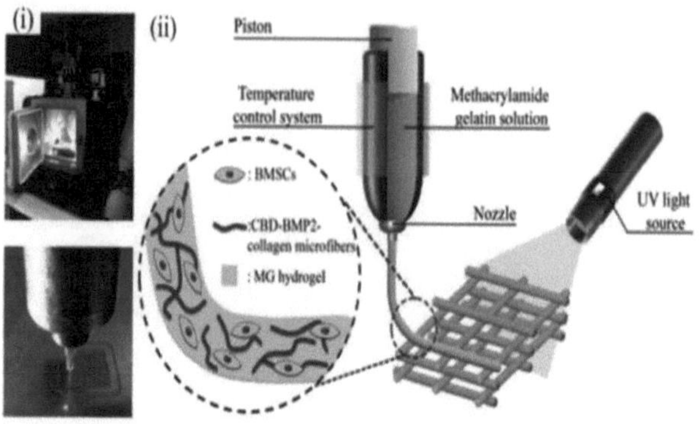

Figura 16: Esquema indicando a foto-reticulação da construção.
Figura.16 Cortesia: Ashammakhi N, Ahadian S, Xu C, Montazerian H, Ko H, Nasiri R, Barros N, Khademhosseini A. Bioinks e tecnologias de bioimpressão para fazer construções de tecidos heterogéneos e biomiméticos. Mater Today Bio. 2019 25 de maio; 1: 100008. doi: 10.1016 / j.mtbio.2019.100008. PMID: 32159140; PMCID: PMC7061634.

Alginato com gelatina/fibrina:

O alginato tem sido amplamente utilizado na bioimpressão devido à sua elevada biocompatibilidade e capacidade de reticulação rápida. O alginato é um polissacárido natural, derivado de algas marinhas, sensível aos iões e aniónico. Este hidrogel endurece por exposição ao $CaCl_2$ [46], uma vez que leva à formação instantânea de um gel através da reação de troca iónica sódio-cálcio que ocorre à temperatura ambiente. O alginato proporciona um efeito protetor das células contra o stress da pressão de processamento, como foi demonstrado pelas elevadas taxas de viabilidade celular resultantes da sua

utilização em bioimpressão 3D. O alginato foi utilizado para a bioimpressão de células pré-osteoblásticas MC3T3-E1 em construções core-shell e células estaminais mesenquimais derivadas da medula óssea (BMSCs) com plasmídeo de proteína morfogenética óssea 2 (BMP-2).

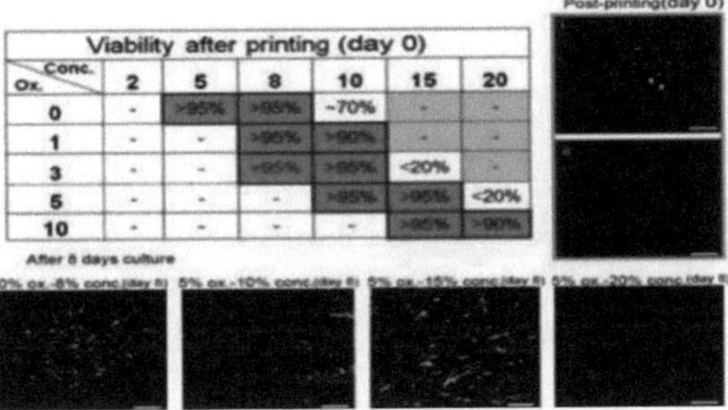

Ox.\Conc.	2	5	8	10	15	20
0	-	>95%	>95%	~70%	-	-
1	-	-	>95%	>90%	-	-
3	-	-	>95%	>95%	<20%	-
5	-	-	-	>95%	>95%	<20%
10	-	-	-	-	>95%	>90%

Figura 18: a viabilidade celular resultante em função dos parâmetros do bioink. Os alginatos com viscosidade média resultaram numa maior viabilidade celular devido a uma transferência nutricional limitada a concentrações elevadas e baixas

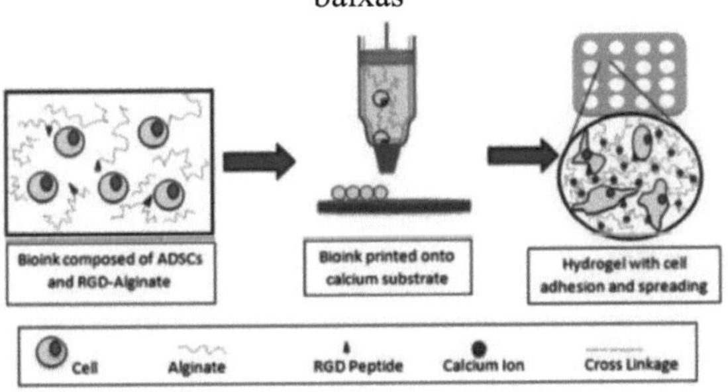

Figura 17: Ilustração esquemática do processo de fabrico baseado em gotículas para a estrutura em rede de células estaminais derivadas de tecido adiposo humano encapsuladas em alginato

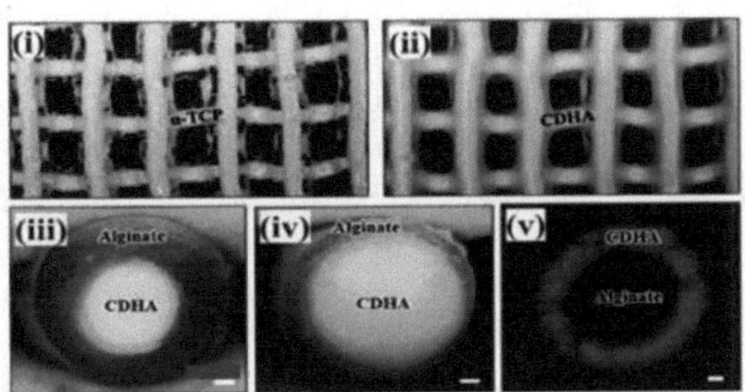

Figura 19: Representação de andaimes de fosfato alfa tricálcico (α-TCP)/núcleo de alginato/concha impressos em 3D (i) antes e (ii) após a reticulação, (iii-iv) secções transversais de fibras que demonstram a estrutura núcleo/concha de alginato e HAp deficiente em cálcio. Barra de escala100 μm

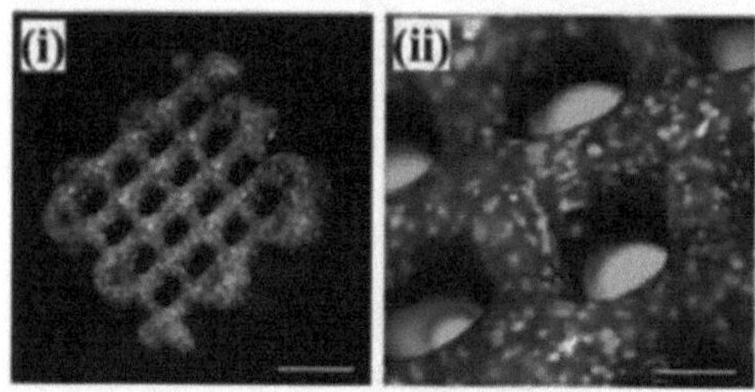

Figura 20: Impressão tridimensional de um andaime poroso constituído por alginato, células estaminais mesenquimais e partículas de fosfato de cálcio utilizando a impressão por extrusão. Barra de escala = 500 μ m
Figura.17-20 Cortesia: Ashammakhi N, Ahadian S, Xu C, Montazerian H, Ko H, Nasiri R, Barros N, Khademhosseini A. Bioinks e tecnologias de bioimpressão para fazer construções de tecidos heterogéneos e biomiméticos. Mater Today Bio. 2019 25 de maio; 1: 100008. doi: 10.1016 / j.mtbio.2019.100008. PMID: 32159140; PMCID: PMC7061634.

Celulose com alginato:

A celulose é um polissacárido linear composto por unidades de D-glucose ligadas, obtido a partir de plantas ou bactérias. As tintas viscoelásticas à base de celulose podem ser preparadas através da simples suspensão de nanocristais de celulose (CNC) em água ou numa solução de monómero fotopolimerizável para imprimir construções porosas arquitectadas. Verificou-se que uma concentração mais elevada de CNC (~10-20%) conferia à tinta uma propriedade significativa de diluição por cisalhamento, uma vez que a viscosidade diminuía significativamente quando a taxa de cisalhamento aumentava de 0,01 para 50 s^{-1} . A propriedade de diluição por cisalhamento da nanocelulose permitiu a utilização de tintas de nanocelulose/alginato para a impressão de biotintas carregadas de condrócitos em construções 3D. Por outro lado, as tintas à base de celulose nanofibrilada (NFC) eram difíceis de curar porque a estrutura da grelha resultante não podia ser levantada do substrato. No entanto, as tintas compostas por alginato e NFC resultaram numa impressão 3D bem sucedida da estrutura, permitindo a cura e a fidelidade da forma. A impressão óptima das tintas de alginato/NFC foi abordada em termos de recuperação de tensão elevada e fidelidade de impressão para estruturas 3D complexas, como o ouvido humano.

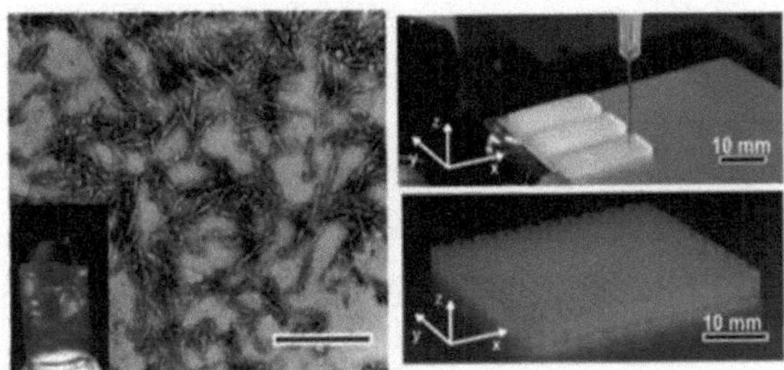

Figura 21: Distribuição do CNC da pasta de madeira nas tintas aquosas (barra de escala ¼ 500 nm) e fotografia das construções celulares impressas com base em tintas CNC.

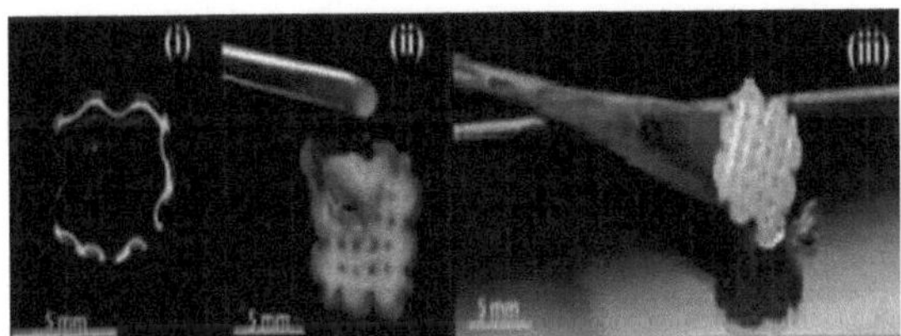

Figura 22: As construções impressas para um desenho de grelha obtidas utilizando (i) 3% de alginato, (ii) 2,5% de NFC, ou (iii) tintas de alginato/NFC. A combinação das tintas resultou em construções bem sucedidas e estruturalmente integradas (totalmente curadas).

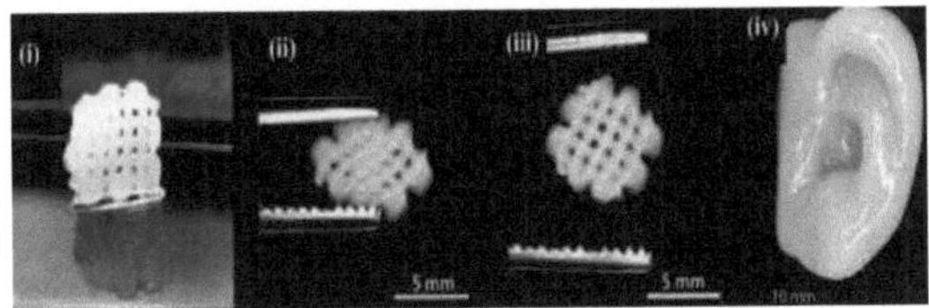

Figura 23: (i-iii) Recuperação mecânica das malhas e (iv) modelo de orelha humana obtido pela utilização de tintas de alginato/NFC.
Figura. 21-23 Courtesy: Ashammakhi N, Ahadian S, Xu C, Montazerian H, Ko H, Nasiri R, Barros N, Khademhosseini A. Bioinks e tecnologias de bioimpressão para fazer construções de tecidos heterogéneos e biomiméticos. Mater Today Bio. 2019 May 25;1:100008. doi: 10.1016/j.mtbio.2019.100008. PMID: 32159140; PMCID: PMC7061634.

Hialuronano com celulose:

O HA é um glicosaminoglicano não sulfatado que se encontra sobretudo nos tecidos conjuntivos, epiteliais e neurais. É também um componente importante da cartilagem, que contribui para a hidratação das articulações e para a interação da matriz celular. O HA foi também utilizado para a bioimpressão, mas a sua vasta aplicação na bioimpressão foi limitada pelas suas baixas propriedades mecânicas.

Uma possibilidade de resolver este problema é através da sua metacrilação, que torna o HA foto-reticulável e o torna resistente à degradação. Os géis com elevadas concentrações de tintas de HA metacriladas não só conduzem a uma melhor capacidade de impressão, como também à diferenciação espontânea de BMSCs humanas osteogénicas, mesmo sem a utilização de outros estímulos. Além disso, as propriedades mecânicas dos hidrogéis de HA podem ser ajustadas na gama de ~1-15 kPa através da mistura com diferentes concentrações de metilcelulose.

Quando se utilizaram biotintas de nanocelulose/HA carregadas de adipócitos para a bioimpressão 3D, a viabilidade celular atingiu 95% uma semana após a impressão. Após 2 semanas, a expressão de genes adipogénicos foi muito mais elevada em construções bioimpressas em 3D do que em culturas bidimensionais (2D). Além disso, os resultados demonstraram que, em comparação com o alginato, o HA e o colagénio podem promover a diferenciação das MSC em meios adipogénicos e, por conseguinte, podem formar biotintas eficientes em combinação com nanocelulose para a cultura de células de adipócitos.

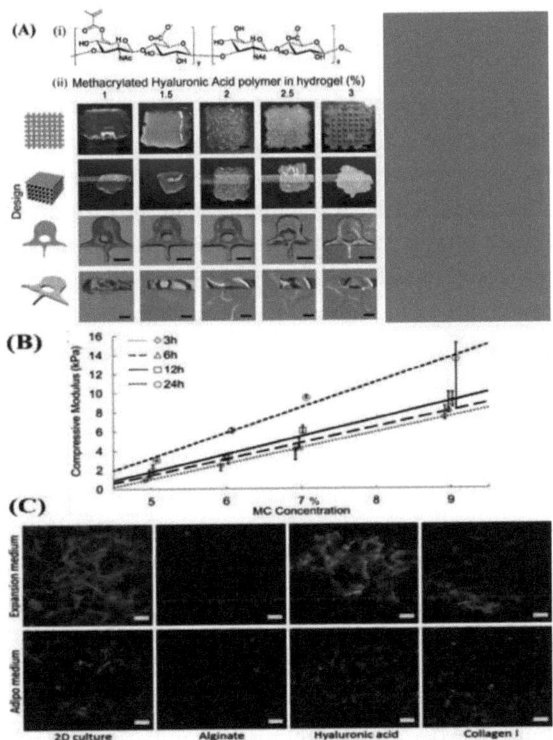

Figura.25 (B) Propriedades elásticas de compressão da metilcelulose de HA em função da metilcelulose em diferentes momentos. (C) Comparação da resposta celular em dois meios de cultura diferentes (expansão e adipo), para células semeadas numa superfície 2D ou encapsuladas em alginato, HA ou em géis de colagénio. Observou-se uma maior diferenciação e proliferação celular nos géis de HA e de colagénio I.

Figura. 24-25 Courtesy: Ashammakhi N, Ahadian S, Xu C, Montazerian H, Ko H, Nasiri R, Barros N, Khademhosseini A. Bioinks e tecnologias de bioimpressão para fazer construções de tecidos heterogéneos e biomiméticos. Mater Today Bio. 2019 25 de maio; 1: 100008. doi: 10.1016 / j.mtbio.2019.100008. PMID: 32159140; PMCID: PMC7061634

Biotintas constituídas por componentes naturais e sintéticos:

Os polímeros naturais e sintéticos podem ser combinados para obter biomateriais com melhor biocompatibilidade, desempenho mecânico, propriedades térmicas e capacidade de reticulação. Muitos estudos utilizaram biomateriais sintéticos em combinação com biomateriais naturais para induzir as propriedades físicas e químicas desejadas no compósito resultante, tais como o reforço do material ou o controlo das propriedades de diluição por cisalhamento. Nas secções seguintes, são apresentadas as composições de materiais normalmente utilizadas em biotintas multicomponentes. O GelMA é habitualmente utilizado em biotintas e pode proporcionar um ambiente favorável às actividades celulares, incluindo a proliferação, propagação, migração e diferenciação. O GelMA caracteriza-se por combinar as propriedades de biocompatibilidade celular da gelatina com a capacidade de ligação cruzada e a resistência mecânica conferida pelo componente metacriloil[21,22], que se torna um biomaterial cada vez mais importante para a bioimpressão 3D[21,22]. O GelMA bioimpresso carregado de células caracteriza-se por ter uma elevada fidelidade estrutural após a deposição. Algumas construções híbridas de GelMA tornaram-se populares devido às suas propriedades intrínsecas de diluição por cisalhamento e auto-regeneração. Além disso, é possível ligar factores de crescimento, como a BMP-2, aos domínios de ligação do GelMA para uma libertação controlada de BMP-2. Embora a bioimpressão 3D utilizando bio-ligantes GelMA a baixas concentrações seja favorável à atividade celular, é um processo difícil. Para resolver este problema, Liu et al. utilizaram uma bainha de alginato como modelo para biotintas GelMA de baixa concentração. Desta forma, a bainha de alginato forneceu suporte mecânico para a tinta GelMA do núcleo, enquanto ocorria a reticulação UV. Noutro estudo, o alginato fisicamente reticulável foi utilizado como suporte estrutural temporal para manter a forma concebida para o GelMA durante o processo de bioimpressão. Depois, o alginato pode ser removido seletivamente, deixando para trás a forma de construção desejada. A resistência mecânica, a estabilidade e o crescimento celular nos hidrogéis de GelMA/alginato também foram melhorados com a adição de acrilato de PEG de 8 braços com núcleo de tripentaeritritol. Além disso, foi relatado que a adição de nanobastões de ouro promove a propagação síncrona de sinais eléctricos no hidrogel.

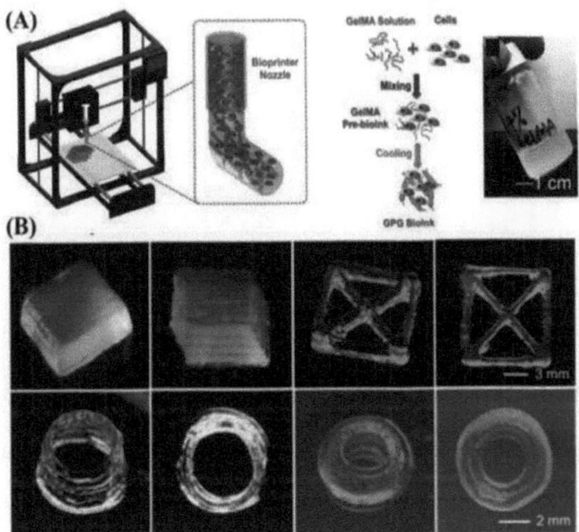

Figura 26: (A) Bioimpressão 3D de biotintas compostas por células e GelMA.
(B) Foram fabricadas estruturas 3D de GelMA de baixa concentração, tirando partido da
propriedades de diluição por cisalhamento do GelMA, ou seja, arrefecer as
estruturas para manter a sua integridade estrutural.

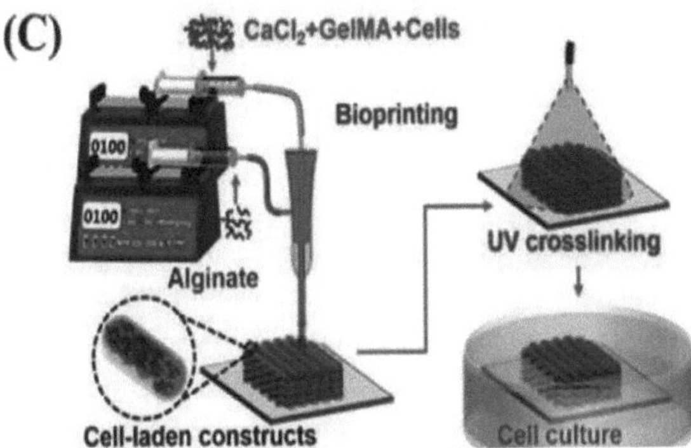

Figura.27: (C) Ilustração de microfibras de GelMA/alginato com arquitetura
núcleo/bainha formando construções bioimpressas através de bioimpressão 3D
por extrusão.

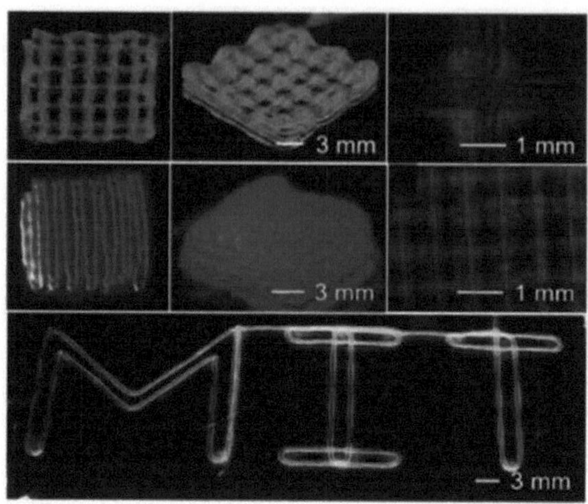

Figura.28: A bainha de alginato permite a impressão de estruturas 3D utilizando GelMA de baixa concentração (inferior a 2%).
Figura. 26-27 Courtesy: Ashammakhi N, Ahadian S, Xu C, Montazerian H, Ko H, Nasiri R, Barros N, Khademhosseini A. Bioinks e tecnologias de bioimpressão para fazer construções de tecidos heterogéneos e biomiméticos. Mater Today Bio. 2019 25 de maio; 1: 100008. doi: 10.1016 / j.mtbio.2019.100008. PMID: 32159140; PMCID: PMC7061634

As biotintas são compostas por materiais como :

Biomateriais sintéticos:

O PEG é um polímero linear e tem sido amplamente utilizado no fabrico de vários produtos médicos e farmacêuticos. Está disponível em muitas variantes químicas (linear ou multi-braço) com diferentes pesos moleculares [82]. O PEG é solúvel em água e o PEG puro não é adequado para a bioimpressão 3D. A forma mais comum de utilizar PEG como bioink é misturando-o com diacrilato de poli(etilenoglicol) (PEGDA) ou metacrilato (PEGMA) [83,84]. Embora o PEG seja hidrofóbico, verificou-se que células como os osteoblastos podem ser encapsuladas e sobreviver bem no interior de biomateriais PEG, como o PEGMA.

Hidrogéis e partículas:

As propriedades mecânicas dos hidrogéis podem ser dramaticamente melhoradas através da adição de nanomateriais específicos. Alguns nanomateriais podem ser utilizados como reticuladores para ancorar cadeias de polímeros e melhorar a resistência mecânica dos hidrogéis.

Silicatos:

Silicatos. Os silicatos foram incorporados nalguns biomateriais para conferir uma diluição por cisalhamento, auto-regeneração e capacidade de ajustar as propriedades mecânicas dos biomateriais durante e após a impressão.

Hidroxiapetite:

A HAp é uma apatite de cálcio e um dos principais componentes do tecido ósseo nativo. Por conseguinte, tem sido amplamente utilizada na impressão óssea em 3D. A utilização de HAp foi associada a uma maior osteogénese, quando se utilizou BaG ou HAp em PEGDMA carregado com MSC humanas bioimpressas. A HAp também foi incorporada em alginato para formar estruturas porosas que estimulam os condrócitos e, assim, segregam matriz calcificada.

Fosfato tricálcico:

O TCP é de grande interesse para utilização em implantes e construções de tecido ósseo graças às suas propriedades de indução da ontogénese e biodegradabilidade. Para além da osteocondutividade, o α-TCP é caracterizado por uma maior solubilidade do que o β-TCP. Quando exposto a um meio aquoso com pH neutro, o α-TCP resultou na formação de HAp deficiente em cálcio. Assim, foi utilizado na bioimpressão 3D de construções de tecido ósseo. Vidro bioativo: O BaG tem sido um material tradicional para a reconstrução de defeitos ósseos. Está provado que o BaG diferencia várias células, como as MSC e as células da polpa dentária, em células de linhagem osteogénica e promove a regeneração óssea. Foram desenvolvidas várias biotintas através da mistura de BaG com outros polímeros para utilizar a sua capacidade osteogénica.

TECNOLOGIAS FUTURAS EM PRÓTESE MAXILOFACIAL

Impressoras 3D Voxel-Colored Polyjet

As impressoras 3D Voxel-colored Polyjet oferecem um avanço significativo na prótese maxilofacial. Esta tecnologia permite a criação de próteses altamente detalhadas e personalizadas com uma vasta gama de cores e texturas. Ao controlar a deposição de diferentes materiais ao nível do voxel, é possível simular a pigmentação complexa e a translucidez dos tecidos naturais. Este nível de precisão pode melhorar significativamente a atração estética e o desempenho funcional das próteses maxilofaciais num futuro próximo.

Inteligência Artificial

A inteligência artificial (IA) tem o potencial de revolucionar a conceção e o fabrico de próteses maxilofaciais. Os algoritmos de IA podem analisar dados de pacientes, incluindo tomografias computorizadas e fotografias faciais, para criar modelos 3D altamente precisos da área afetada. Estes modelos podem então ser utilizados para conceber e fabricar próteses que correspondam perfeitamente à anatomia e às caraterísticas faciais do doente. Além disso, a IA pode ser utilizada para otimizar a seleção de materiais e o processo de fabrico, assegurando que as próteses são duráveis e confortáveis.

Borracha de silicone infundida com pigmentos

A borracha de silicone é um material popular para próteses maxilofaciais devido à sua flexibilidade, durabilidade e biocompatibilidade. Ao infundir a borracha de silicone com pigmentos, é possível criar próteses com uma vasta gama de cores e texturas que se assemelham muito aos tecidos naturais. Isto pode melhorar significativamente o aspeto estético e a satisfação geral dos pacientes. Além disso, os avanços na tecnologia de pigmentos estão a permitir a criação de colorações mais realistas e duradouras.

BIBLIOGRAFIA

1. **Dr. Aakarshan Dayal Gupta et al** Prótese Maxilofacial Parte-1: Uma Revisão. Revista Internacional de Investigação Avançada, ISSN: 2320-5407, Int. J. Adv. Res. 5(10), 31-40.

2. **Dr. Aakarshan Dayal Gupta et al** Maxillofacial Prosthetics Part - II: Materials and Technology -A Review of past, present and future trends. Revista Internacional de Investigação Avançada, ISSN: 2320-5407, Int. J. Adv. Res. 8(04), 915-925.

3. **Dubey SG, Balwani TR, Chandak AV et al** Material in maxillofacial prosthodontics

- Uma revisão. J Evolution Med Dent Sci 2020;9(44):3319-3324, DOI: 10.14260/jemds/2020/729.

4. **Aparajita Mitra et al** Materiais protéticos maxilofaciais - uma inclinação para os silicones Journal of Clinical and Diagnostic Research. 2014 Dec, Vol-8(12): ZE08- ZE13, DOI: 10.7860/JCDR/2014/9229.5244

5. **Ranabhatt R, Singh K, Siddharth R, Tripathi S, Arya D.** Correspondência de cores em próteses faciais: Uma revisão sistemática. J Indian Prosthodont Soc 2017;17:3-7.

6. **Rosita M. Kantola, Hemmo Kurunmäki, Pekka K. Vallittu, DDS, e Lippo V.**

J. Lassila Utilização de pigmento termocrómico em elastómero de silicone maxilofacial. The Journal of Prosthetic Dentistry http://dx.doi.org/10.1016/s0022-3913(13)60382-0.

7. **Chandrasekharan Nair K., et al.** "The Early Development of Maxillofacial Prosthetics-A Historical Review" (O desenvolvimento inicial da prótese maxilofacial - uma revisão histórica). Ata Scientific Dental Sciences 7.12 (2023): 20-28.

8. **Mahajan H, Gupta K.** Materiais protéticos maxilofaciais: Uma revisão da literatura. J Orofac Res 2012; 2(2):87-90

9. **Khindria, SK & Bansal, Sanjay & Kansal, Megha** (2009). Materiais protéticos maxilofaciais. Journal of Indian Prosthodontic Society. 9. 10.4103/0972-4052.52862.

10. **Sigaux N, Pourchet L, Breton P, Brosset S, Louvrier A, Marquette CA**. Bioimpressão 3D: princípios, fantasias e perspectivas. Jornal de estomatologia, cirurgia oral e maxilofacial. 2019;120(2):128-32.

11. **Kumar, P & Kalavathy, N & Shetty, Mitha & Sanketh, Archana & Tidke, Rutuja.** (2021). Bioimpressão 3D: O futuro iminente da reabilitação maxilofacial. Jornal de Ciências Odontológicas da RGUHS. 13. 220-226. 10.26715/rjds.13_3_11.

12. W.G. Whitford, J.B. Hoying, A bioink by any other name: terms, concepts and constructions related to 3D bioprinting, Future Sci. 2 (3) (2016) FSO133

13. E. Sodupe-Ortega, A. Sanz-Garcia, C. Escobedo-Lucea, Calibração exacta em bioimpressão 3D multi-material para engenharia de tecidos, Materials 11 (8) (2018) 1402.

14. Y.J. Tan, X. Tan, W.Y. Yeong, S.B. Tor, bioimpressão 3D híbrida baseada em microscaffold de construções multicelulares com alta resistência à compressão: uma nova estratégia de biofabricação, Sci. Rep. 6 (2016) 39140.

15.] N.E. Fedorovich, J.R. De Wijn, A.J. Verbout, J. Alblas, W.J. Dhert, Deposição de fibras tridimensionais de construções carregadas de células, viáveis e padronizadas para impressão de tecido ósseo, Tissue Eng. 14 (1) (2008) 127-133.

16. M. Hospodiuk, M. Dey, D. Sosnoski, I.T. Ozbolat, The bioink: a comprehensive review on bioprintable materials, Biotechnol. Adv. 35 (2) (2017) 217-239.

17. J.W. Weisel, The mechanical properties of fibrin for basic scientists and clinicians, Biophys. Chem. 112 (2-3) (2004) 267-276.

18. W. Xu, X. Wang, Y. Yan, W. Zheng, Z. Xiong, F. Lin, R. Wu, R. Zhang, Prototipagem rápida de construções tridimensionais de células/gelatina/fibrinogénio para regeneração médica, J. Bioact. Compat Polym. 22 (4) (2007) 363-377.

19. N. Ashammakhi, S. Ahadian, M.A. Darabi, M. El Tahchi, J. Lee, K. Suthiwanich, A. Sheikhi, M.R. Dokmeci, R. Oklu, A. Khademhosseini, Terapêutica minimamente invasiva e regenerativa, Adv. Mater. 31 (1) (2019) 1804041

20. C. McBeth, J. Lauer, M. Ottersbach, J. Campbell, A. Sharon, AF Sauer-Budge, a bioimpressão 3D de scaffolds de GelMA desencadeia a deposição

mineral por osteoblastos humanos primários, Biofabricação 9 (1) (2017) 015009

21. B.J. Klotz, D. Gawlitta, A.J. Rosenberg, J. Malda, F.P. Melchels, Gelatinmethacryloyl hydrogels: towards biofabrication-based tissue repair, Trends Biotechnol. 34 (5) (2016) 394-407.
22. K. Yue, G. Trujillo-de Santiago, M.M. Alvarez, A. Tamayol, N. Annabi, A. Khademhosseini, Síntese, propriedades e aplicações biomédicas de hidrogéis de gelatina metacriloil (GelMA), Biomateriais 73 (2015) 254-271.

23. **Akhila AS, Nandakishore B, Miriam M, Anil SK, Abhinav M, Fares A.** Prototipagem rápida: Uma técnica inovadora em prótese dentária. Int J Prev Clin Dent Res 2019;6:46-8

24. **Murphy, S., Atala, A.** Bioimpressão 3D de tecidos e órgãos. Nat Biotechnol 32, 773- 785 (2014). https://doi.org/10.1038/nbt.2958

25. **Ozbolat IT, Peng W, Ozbolat V.** Áreas de aplicação da bioimpressão 3D. Drug Discov Today 2016;21(8):1257-71

26. **Kolesky DB, Homan KA, Skylar-scott MA, Lewis JA.** Bioimpressão tridimensional de tecidos vascularizados espessos. Proc Natl Acad Sci 2016;113(12):3179- 84.

27. **Datta P, Ozbolat V, Ayan B, Dhawan A, Ozbolat IT.** Bioimpressão de tecido ósseo para reconstrução craniofacial. Biotechnol Bioeng 2017;114(11):2424-31.

28. **Obregon F, Vaquette C, Ivanovski S, Hutmacher DW, Bertassoni LE.** Bioimpressão tridimensional para medicina dentária regenerativa e engenharia de tecidos craniofaciais. J Dent Res 2015;94(9):143S-52S.

29. **Pati F, Gantelius J, Svahn HA.** Bioimpressão 3D de modelos de tecidos / órgãos. Angew Chem Int Ed 2016;55:4650-65

30. **Hospodiuk M, Dey M, Sosnoski D, Ozbolat IT.** O bioink: uma revisão abrangente sobre materiais bioprintable. Biotechnol Adv 2017;35(2):217-39

31. **Sundaramurthi D, Rauf S, Hauser CAE.** Tecnologia de bioimpressão 3D para aplicações em medicina regenerativa. Int J Bioprinting 2016;2(2):9-26.

32. **Axpe E, Oyen ML.** Aplicações de bioinks à base de alginato em bioimpressão 3D. Int J Mol Sci 2016;17(12). http://dx.doi.org/10.3390/ijms17121976.

33. **Bendtsen S, Quinnell S, Wei M.** Desenvolvimento de um novo hidrogel de alginato-polivinil álcool-hidroxiapatita para andaimes de engenharia de tecido ósseo de bioimpressão 3D. J Biomed Mater Res Part A 2017;105(5):1457-68.

34. **Pourchet LJ, Thepot A, Albouy M, et al.** Bioimpressão 3d de pele humana usando abordagem sem andaime. Adv Healthc Mater 2017;6(4):1-8.

35. **Aljohani W, Wajid M, Zhang X, Yang G.** Bioimpressão e suas aplicações em engenharia de tecidos e medicina regenerativa. Int J Biol Macromol 2018;107:261-75.

36. **Bose S, Vahabzadeh S, Bandyopadhyay A.** Engenharia de tecido ósseo usando impressão 3D. Mater Today 2013;16(12):496-504

37. **Tarassoli SP, Jessop ZM, Al-sabah A, et al.** Engenharia de tecidos da pele usando bioimpressão 3D: um campo de pesquisa em evolução. J Plast Reconstr Aesthetic Surg 2018;71(5):615-23.

38. **Algzlan H, Varada S.** Impressão tridimensional da pele. JAMA Dermatologia 2015;151(2):207

39. **Kuehn BM.** Os médicos adoptam as impressoras 3D para resolver desafios clínicos únicos. JAMA 2016;315(4):333-5.

40. **Kang H-W, Lee SJ, Ko IK, Kengla C, Yoo JJ, Atala A.** Um sistema de bioimpressão 3D para produzir construções de tecido à escala humana com integridade estrutural. Nat Biotechnol 2016;34(3):312-9.

41. **Owens C, Marga F, Forgacs G, Heesch C.** Biofabricação e teste de um enxerto de nervo totalmente celular. Biofabrictation 2014;5(4):45007.

42. **Keriquel V, Guillemot F, Arnault I, et al.** Bioimpressão in vivo para intervenção médica assistida por computador e robótica: estudo preliminar em ratos. Biofabrication 2010;2(1):14101.

43. **Michael S, Sorg H, Peck C, et al.** Os substitutos de pele com engenharia de tecidos criados por bioimpressão assistida por laser formam estruturas semelhantes à pele na câmara de dobra cutânea dorsal em ratos. PLoS One 2013;8(3):e57741.

44. **Laronda MM, Rutz AL, Xiao S, et al.** Um ovário bioprotético criado usando andaimes microporosos impressos em 3D restaura a função ovariana em camundongos esterilizados. Nat Commun 2017;8:1-10. http://dx.doi.org/10.1038/ncomms15261.

45. **Chua CK.** O panorama editorial da investigação em bioimpressão vai mudar? Int J Bioprinting 2016;1-2.

46. **Research-and-Markets.** Mercado de bioimpressão 3D: Previsão global para 2021; 2017

ÍNDICE DE CONTEÚDOS

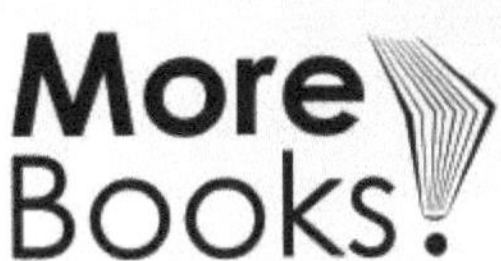

More
Books!

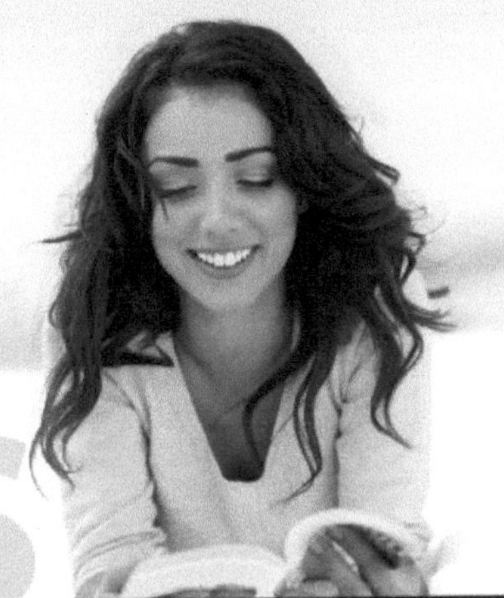

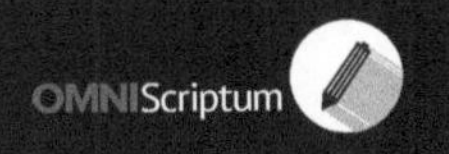

info@omniscriptum.com
www.omniscriptum.com
OMNIScriptum

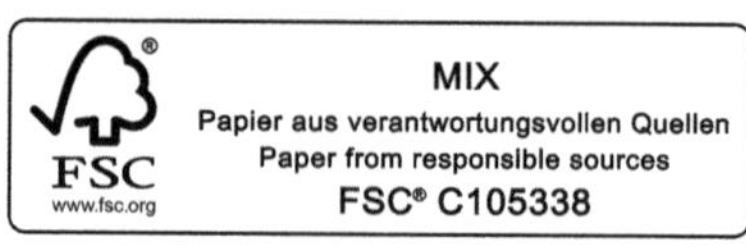

Printed by Books on Demand GmbH, Norderstedt / Germany